AF474363

FERRET 1973

# ESSAI

DE

# TOPOGRAPHIE MÉDICALE

DE LA

## VILLE DE CONSTANTINE

PAR

LE DOCTEUR REBOULLEAU

Médecin en chef des Etablissements hospitaliers civils
de Constantine.

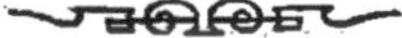

CONSTANTINE

IMPRIMERIE DE LOUIS MARLE

—

1867

# ESSAI

DE

# TOPOGRAPHIE MÉDICALE

DE LA VILLE DE CONSTANTINE



PAR

LE DOCTEUR REBOULLEAU

Médecin en chef des Etablissements hospitaliers civils
de Constantine.



CONSTANTINE

IMPRIMERIE DE LOUIS MARLE

1867

A SON EXCELLENCE

# M. LE MARÉCHAL DE MAC-MAHON

Duc de Magenta, Gouverneur-Général de l'Algérie.

---

*L'accueil bienveillant que vous avez fait à mes travaux dans une circonstance encore récente, m'a pénétré d'une profonde reconnaissance. Permettez que je vous en donne un faible témoignage en vous dédiant cet opuscule.*

# ESSAI

DE

# TOPOGRAPHIE MÉDICALE

## DE LA VILLE DE CONSTANTINE

La topographie médicale d'un pays se fonde : 1° sur l'étude des modificateurs cosmiques, considérés dans des conditions locales et limitées à un espace circonscrit ; 2° sur celle des modificateurs propres de la population comprise dans le même espace ; 3° enfin, sur celle des rapports qui existent entre ces modificateurs et la population, au point de vue de la science médicale.

L'ordre qu'il convient de suivre dans cette étude, se présente naturellement à l'esprit : il est rationnel d'envisager le milieu où vit l'être collectif avant cet être lui-même, c'est-à-dire, de procéder de l'extérieur à l'être vivant. Cet ordre est indiqué par la nature : les milieux ont existé avant les êtres organisés qui sont appelés à y vivre ; et, quand on jette un regard observateur sur l'immense et pompeuse scène du monde, il faut bien reconnaître que l'importance de l'homme, en dépit de son orgueil, pâlit et s'efface devant les splendides créations qui l'ont précédé.

Pour ceux qui vivent sous le ciel de l'Algérie, l'étude topographique de Constantine est digne d'intérêt, parce que cette ville, par son altitude, se trouve dans une situation exceptionnelle, et offre des considérations qui se placent en dehors des connaissances généralement acquises sur les conditions climatériques des pays chauds. Pour ceux qui ont vécu sous un climat tempéré, cette étude n'est pas moins intéressante, au double point de vue des influences que la ville reçoit de sa situation géographique, et des modifications que subissent ces influences par le fait de l'altitude. Elle offre de nombreux aperçus nouveaux, et donne lieu à une foule de rapprochements curieux, desquels surgissent toujours des différences aussi remarquables qu'imprévues.

---

## HISTORIQUE.

Constantine, l'ancienne Cirta, est située sur un rocher presque inaccessible. C'est à cette circonstance qu'elle a dû son origine et l'importance qui lui a valu jadis d'être le siége du royaume de Numidie. Dans ces temps de barbarie, où régnaient exclusivement la force brutale et la violence, les lieux fortifiés par la nature étaient encore plus qu'aujourd'hui recherchés comme moyens de défense contre les invasions étrangères. D'ailleurs, le peuple romain, en portant ses conquêtes dans tout l'univers connu, avait obligé les peuples à chercher leur salut dans les armes, et avait développé chez eux le goût de la guerre. En Numidie, les populations stables avaient besoin de repousser sans cesse les attaques des tribus nomades vivant de rapine, de pillage. Ces peuples ont dû se retrancher dans des lieux peu accessibles et d'une défense facile ; les souverains, de leur côté, ont dû les choisir pour en faire les remparts de leur domination. Le rocher que nous occupons offrait à cet égard les conditions les plus heureuses ; il était destiné à devenir le siége d'une capitale.

Des considérations d'un autre ordre, et que nous ne pouvons passer sous silence dans cet aperçu, n'ont pas peu contribué à fixer de tous temps une population nombreuse sur l'étroit espace qu'occupe Constantine. Cette localité a certainement toujours été distinguée par sa salubrité, parce que de tous temps le nord de l'Afrique a offert les conditions pathogéniques que nous reconnaissons aujourd'hui. Les influences nuisibles du pays sont de plusieurs sortes : les unes tirent leur origine des terrains marécageux, de la stagnation des eaux et de leur croupissement : elles sont accidentelles ; les autres sont entièrement dans la dépendance du climat : celles-ci sont invariables. En effet, si la latitude est restée la même, le climat n'a pas changé, et les causes de maladie climatériques étaient jadis les mêmes qu'aujourd'hui. Conséquemment, les populations ont dû rechercher les localités qui, par leur situation, les mettaient à l'abri et des influences paludéennes et des influences climatériques. Il n'y a donc pas de doute qu'à ce point de vue, le rocher de Constantine n'ait été, pour les anciens habitants du pays, un lieu d'élection.

On pourrait douter qu'il y ait identité de lieu entre Cirta et Constantine, car on ne trouve, dans les nombreuses fouilles que nécessite la fondation de la ville française, aucun témoignage du séjour des Numides, tandis qu'on ne peut faire un pas sans rencontrer des vestiges de l'occupation romaine. Les Arabes, n'ayant rien édifié, n'ont pas pu détruire les ruines romaines que le sol renferme; de sorte que nous pouvons nous considérer comme les successeurs immédiats du peuple souverain dans la ville de Cirta. De là les nombreux matériaux archéologiques que nous exhumons de l'ancienne ville romaine. Mais si le pays reste entre nos mains jusqu'à ce que la ville française ait envahi et entièrement absorbé la ville arabe, il ne restera bientôt plus trace de l'occupation romaine, ni même de l'occupation arabe. Les Romains ont entièrement rebâti la ville des rois numides : il n'y pas un coin du rocher où ils n'aient laissé de leurs œuvres. Les solides habitations qu'ils y ont établies, les fastueux monuments qu'ils y ont édifiés, ont dû bouleverser jusque dans leur base les créations des peuples numides. Ce qui fait que nous ne retrouvons aucun vestige de leur existence.

---

## GÉOLOGIE DU ROCHER DE CONSTANTINE.

Lorsqu'on part du port de Stora pour se diriger vers le sud, on suit une pente irrégulière, accidentée, qui s'élève progressivement jusqu'à 1,200 mètres au-dessus de la mer, et dont Batna est le point culminant. Constantine est située vers le milieu de cette pente, à

36° 22' 21" de latitude est; 4° 16' 36" de longitude sud, et à 82 kilomètres de la Méditerranée.

L'assiette de la ville est un rocher calcaire qui fait partie d'un soulèvement dirigé est, 17° à 18 nord, qu'on appelle le Djebel-Ouach. Ce système suit le même mouvement que les grandes Alpes. Il est à remarquer qu'il relève au nord et incline au sud. La surface du rocher a la forme d'un losange, dont chaque angle marque assez exactement un des points cardinaux. On ne saurait, par une seule expression numérique, déterminer sa hauteur au-dessus de la mer, parce que l'aire du parallélogramme, au lieu d'être horizontale, est fortement inclinée du nord-est au sud-est. A son point le plus élevé, le rocher a 661 mètres, et à son point le plus déclive, 567 mètres au-dessus du niveau de la mer. Il est formé de calcaire compacte de couleur grise, à pâte fine et homogène, fort dure. Il appartient à l'assiette supérieure de l'étage glauconieux du terrain crétacé. Les fossiles qui s'y trouvent, et dont l'existence a été reconnue par M. Renou, établissent ce fait d'une manière évidente. Ces fossiles, qui n'existent que dans les couches supérieures, sont : des hippurites, des chama, des ammonia, des huîtres, des peignes, des cotillus, des oursins. Le rocher paraît avoir été détaché des parties dont il a partagé l'exhaussement, dans les accidents d'une commotion subversive. Le mouvement général d'exhaussement du rocher de Constantine s'est exécuté d'une manière irrégulière et tumultueuse. La direction de la surface le démontre : le rocher a été soulevé du nord-est au sud-est, et du nord-ouest au sud-ouest ; de telle sorte que la différence du mouvement a été de 94 mètres environ entre la partie la plus élevée et la partie la plus basse. La direction du mouvement ascensionnel explique la direction de la fissure qui en a été le résultat : le mouvement imprimé du nord-est au sud-est a déterminé la partie du ravin dirigée nord-ouest, sud-est, tandis que l'exhaussement de la partie nord-ouest a déterminé la partie nord-est, sud-ouest de la fissure. Le ravin est le résultat d'une rupture du rocher dans le soulèvement qu'il a subi : c'est une faille ; car les couches qui pénètrent sous le Mansourah sont horizontales, et celles qui portent la ville ont une forte inclinaison, ainsi que je l'ai dit plus haut. Ces accidents se montrent d'ailleurs en plusieurs endroits de la surface du rocher. Un peu au-dessous de la porte El-Djebia, on remarque une dépression assez prononcée où les couches de l'assise sont très-discordantes. La pointe ouest de la ville est formée par un fragment de roches qui est aussi fortement dévié de la direction générale de l'assise. Ces circonstances démontrent que, soit dans le mouvement d'exhaussement qu'il a subi, soit ultérieurement, le rocher a été agité par des impulsions contraires. Ces commotions se sont certainement répétées dans la suite des temps ; car, si le rocher présente des marques de dislocation qui datent peut-être des premiers âges du monde, la ville qu'il supporte a été à son tour ébranlée par des mouvements souterrains. Ce rocher est complétement isolé des lieux circonvoisins, si ce n'est du côté du Coudiat-Aty, auquel il se relie par une large chaussée qui permet d'aborder la ville de plein pied, et du côté de la porte Djebia, où le rocher est descendu au niveau de la colline du Bardo. A l'ouest, au nord et au sud, il se trouve isolé par des escarpements d'une grande hauteur, tandis qu'au nord-est, à l'est et au sud-est, il est séparé de ce qui l'entoure par une large fissure qu'on appelle le Ravin, et que parcourt le Rhumel.

## PHYSIONOMIE GÉNÉRALE DU PAYS.

Si l'on se place sur un point culminant de Constantine, on remarque que cette ville offre, à vol d'oiseau, deux aspects différents. D'un côté, la ville arabe, aux maisons inégalement groupées, serrées en masse, et qui envahissent l'espace sans laisser voir ni rues, ni carrefours, ni places. Leurs murs, percés de quelques rares ouvertures, entourent par quatre côtés un espace étroit qui leur sert de cour intérieure, et leur donne un aspect étrange, sombre et triste. Là s'agite une population dont les mœurs et les usages nous sont encore peu connus, et dont l'existence cache des mystères plus émouvants que tous ceux des peuples d'Europe. On s'étonne de se trouver au milieu d'une société qui repose sur des principes si opposés à la civilisation. Despotisme de gouvernement, despotisme de famille, despotisme religieux : telle est la loi de ce peuple. De l'autre côté, la ville française étale ses constructions élégantes, hardies, largement ouvertes à l'air et à la lumière. Un aspect de gaîté plane sur ces habitations. Au milieu d'elles, de larges voies sont ouvertes à l'activité d'une population dont le mouvement est la vie, et qui semble joyeuse de sa liberté.

L'œil, après avoir embrassé toute l'étendue de la cité, dont il a saisi les détails et compris l'ensemble, projette ses regards sur les espaces éloignés, et s'oriente aux nombreux détails de la perspective. Sur certains points, la vue se heurte à des lieux élevés qui dominent la ville et l'enserrent dans une étroite circonvallation. Ailleurs, elle s'égare dans une immensité dont les objets échappent à l'analyse, obscurcis par l'éloignement.

Au nord, le spectateur prend pour jalon remarquable la sommité abrupte qui termine la chaîne de Kabylie, dirigée de l'ouest à l'est.

Laissant la direction nord, on est attiré vers l'espace infini qui se développe au nord-ouest. D'abord les yeux se portent avec un certain charme sur les jardins toujours verts qui bordent le Rhumel au pied de la ville ; puis ils plongent dans les profondeurs de la vallée et suivent les détours du fleuve, parcourant les beaux vergers qui ornent ses rives et qui contrastent avec l'aspect désolé des lieux où l'eau manque à la végétation. Le regard, mesurant les vastes ondulations du sol, qui s'élève à mesure qu'il s'éloigne, se perd dans le vague de l'espace, et se repose enfin sur un horizon immense, dont les montagnes de la Kabylie forment les dernières limites. C'est là la plus belle perspective de Constantine.

A l'ouest, les deux derniers contreforts du Chettabah, placés parallèlement en avant l'un de l'autre, cachent dans leurs replis le pèlerinage vénéré de Sidi-S'liman, et, confondant leurs contours, ne semblent former qu'une montagne, au sommet de laquelle on découvre un tombeau. C'est celui d'un autre marabout, émule de S'liman, qui, placé sur le haut du roc inaccessible, vécut de la manne du ciel pendant de longues années, usurpant ainsi, par une pieuse supercherie, la vénération de ses contemporains, et, dans l'avenir, une mémoire honorée.

Au sud-ouest, le Coudiat-Aty, par sa position élevée et voisine des remparts, semble menacer la ville comme un ouvrage d'approche préparé pour l'attaque. Ce monticule est placé entre la vallée du Bou-Merzoug et celle du haut Rhumel ; situation d'autant plus remarquable au point de vue hygiénique, qu'il est question de donner prochainement du développement à la ville sur l'emplacement même de cette éminence, dont on enlèverait la partie culminante.

Au sud, le regard parcourt les collines du Bou-Merzoug et du haut Rhumel ; puis, s'élançant par dessus les crêtes, se fixe sur les cimes lointaines du Guérioun et du Nif-Ennecer, pitons élevés qui font pressentir la chaîne des Aurès, placées à la limite du Tell et du Désert.

Au sud-est, la vallée du Bou-Merzoug se déroule dans une vaste étendue où de nombreux établissements agricoles marquent les distances par de riantes plantations et de vertes cultures. Au delà de ses vastes plaines, on remarque la montagne de l'Omsettas, sommet rocheux d'un aspect triste et sans végétation aucune.

A une exposition plus rapprochée de l'est, la colline du Mansourah se dresse en face de la ville et lui oppose sa pente abrupte, dont les ravines, creusées dans une marne schisteuses noirâtre, attristent le regard par leur teinte morne et leur stérilité.

La direction est est exactement indiquée par une étroite vallée qui se développe insensiblement à mesure qu'elle s'élève, et s'arrête aux flancs du Djebel-Ouach. Le premier mamelon de cette chaîne de montagne est le point culminant qui domine à la fois les contrées du nord, de l'ouest et du sud, qui environnent Constantine. Il marque exactement le nord-est-est.

Un peu plus au nord, le rocher du Sidi-M'cid, aux formes anfractueuses et déchiquetées, masque en partie la colline qui sépare la ville des marais du Hamma. Cette colline, qui n'est qu'un contrefort du Djebel-Ouach, s'incline vers l'ouest jusqu'à la vallée du bas

Rhumel, et domine toutes les parties basses et marécageuses situées du nord au nord-ouest.

La perspective que présente Constantine est vaste, grande et imposante. Elle offre un caractère spécial qu'elle tient du climat et de la situation topographique du pays. Un instant la nature se pare de l'uniforme teinte de verdure, dont les céréales tapissent le sol dans de vastes étendues ; bientôt elle se couvre de la nuance jaune et monotone de l'herbe desséchée et flétrie, quand les ardeurs du climat frappent de mort tout ce qui croit et végète. Plus tard, l'hiver jette sur l'immensité son épais mantean de frimas, qui protége les plantes contre le froid, mais plonge à leur tour les animaux dans la détresse, et les frappe d'une destruction rapide.

---

## EXAMEN GÉOGRAPHIQUE ET GÉOLOGIQUE DU TERRITOIRE.

Les parties du territoire de Constantine qui confinent à la ville sont remarquables par leur configuration accidentée et la diversitè de leur constitution géologîque. Elles se composent de sommités qui dominent le rocher, ou de dépressions du sol qui descendent très-bas au-dessous de lui. Elles se divisent naturellement en petites circonscriptions, déterminées par leur situation et par leur forme ; ce sont : le Coudiat-Aty, le Bardo, le Mansourah, le Sidi-M'cid et le col du bas Rhumel au-dessous de la cascade.

## CIRCONSCRIPTION DU COUDIAT-ATY.

Le nom de Coudiat-Aty ne désigne, à proprement parler, que le petit mamelon qui s'élève au sud-ouest de Constantine, au-dessus de la place Valée. Ce mamelon n'est que la partie culminante d'une petite montagne dont la base est limitée au nord par le Rhumel, à l'ouest par le ruisseau Salé, à l'est par le Bardo, au sud par la plaine du haut Rhumel. Elle n'est pas ainsi déterminée par sa forme seulement, mais encore par la composition de son terrain. On pourrait penser que cette montagne fait partie du système du Djebel-Ouach, auquel elle se rattache par le rocher de Constantine et le Sidi-M'cid. Le Coudiat-Aty est un terrain de l'étage diluvien; il est formé d'un poudingue rouge foncé, composé de calcaire compacte roulé et d'un grès jaune à grains fins. Ce calcaire compacte roulé provient du terrain crétacé, et d'un grès fin appartenant à la partie supérieure de ce terrain. Cette couche de poudingue relève à l'est et incline à l'ouest. Dans la première direction, elle commence en haut de la colline du Bardo; elle descend ensuite vers le ruisseau Salé, et remonte les parties inférieures du Chettabah. Le poudingue est recouvert d'un grès à gros grain, lequel est surmonté à son tour par une couche de calcaire extrêmement mince, qui recouvre de grandes étendues de terrain. Nous avons analysé ce calcaire, et nous avons reconnu qu'il renferme une quantité d'argile convenable pour en obtenir une excellente chaux hydraulique. C'est sur ces indications qu'un membre de notre famille

(M. A. Louveau) a découvert un gisement considérable de ce minéral, qui est resté jusqu'ici sans exploitation.

Le Coudiat-Aty s'élève à 665 mètres au-dessus du niveau de la mer ; il ne dépasse que d'une dizaine de mètres le point le plus élevé de Constantine (l'hôpital militaire). Son sommet n'est qu'un tertre de peu d'importance. Il présente, du côté de la ville, une pente escarpée assez élevée ; mais, immédiatement après, il s'efface et s'abaisse rapidement vers l'ouest en perdant de sa masse. C'est ce qui a fait admettre la possibilité de pratiquer le rasement de ce monticule pour faciliter le développement de la ville de ce côté. Cette circonstance devait ôter toute vraisemblance aux assertions audacieuses de l'hydroscope Gautherot, qui prétendait trouver de l'eau à la base du mamelon vers Constantine. Cette idée était absurde, en ce sens que le Coudiat-Aty s'inclinant vers l'ouest, c'était dans sa pente que les eaux d'infiltration devaient couler, et qu'elle devaient être cherchées. Au surplus, c'est vainement qu'on en aurait aussi cherché de ce côté, car la surface du Coudiat-Aty proprement dit, a si peu d'étendue, que, si elle peut alimenter quelques sources pendant les mois d'humidité, elle ne saurait nullement fournir de l'eau dans la saison chaude. En effet, les sources qui sont assez abondantes en hiver, se dessèchent complétement en été ; c'est à peine si le puits communal établi pour les besoins du cimetière suffit à sa destination ; et cependant il est placé au vrai point d'élection, le seul point où l'on doive rencontrer le peu d'eau que peut donner la montagne à son sommet.

Le Coudiat-Aty est placé comme une jetée entre la vallée du Bou-Merzoug et celle du Cherakat ou du bas Rhumel. Cette situation est aujourd'hui très-défavorable à la salubrité des habitations qui s'y trouvent. D'une part, la colline du Bardo reçoit, avec les vents du sud, les miasmes marécageux du Bou-Merzoug et du Khroubs; d'autre part, la colline qui regarde le Cherakat est frappée par les vents du nord, qui portent avec eux les émanations méphitiques issues des bords du bas Roumel. Il en sera de même quand la surface du Coudiat-Aty rasé sera occupée par un quartier populeux de Constantine. Cette partie de la ville sera beaucoup plus malsaine que la cité ancienne ; il est à regretter, à ce point de vue, que la ville ne puisse prendre son développement que de ce côté.

Les plantes qui peuplent le Coudiat-Aty sont particulièrement :

Le synapis brassicata ;
Le brassica campestris ;
Le lithospermum purpureum ;
Le senecio Egyptius ;
Le geranium gruinum ;
Le centaureum romanum ;
Le reseda ondata ;
Le calendula arvensis ;
Le clypeola maritima ;
Le cynoglossum cherifolium ;
Le lepidium latifolium ;
Le miagrum hispanicum ;
L'illecebrum capitatum ;
Le salvia nilotica ;
Un lachenalia ;
Un tithymale.

Le Coudiat-Aty est une vaste nécropole où se sont englouties d'âge en âge les générations de vingt siècles. Numides, Romains, Arabes, vainqueurs et vaincus, y reposent dans l'égalité du néant, comme pour attester la vanité des choses de ce monde et la commune destinée des humains. Cette sommité mérite à tous égards de porter le nom de Tumulus. C'est un tumulus par la forme ; c'en est un parce qu'il a servi de tombeau aux habitants de Constantine à toutes les époques. Les Romains, négligeant les mesures de salubrité les plus simples, ont enterré leurs morts jusque sous les portes de la ville. Partout où le sol était favorable aux inhumations, ils y plaçaient des tombeaux. Les Arabes ont suivi leur exemple. Les terrains situés à la partie sud-ouest de la ville étaient propres à cette destination : ils y ont placé des sépultures ; puis, de proche en proche, toute la surface du Coudiat-Aty a été employée à cet usage. Cette montagne est encore aujourd'hui le lieu où sont établis les champs de repos pour les Arabes et pour les Européens. Ces cimetières sont situés de telle manière que la montagne se trouve placée entre eux et la ville. On a satisfait ainsi aux exigences de la salubrité publique.

## CIRCONSCRIPTION DU BARDO.

Le nom du Bardo comprend actuellement tout l'espace situé au sud de la ville, et compris entre la promenade de la route de Batna et le chemin qui borde le Mansourah. Cet espace forme une gorge au fond de laquelle coule le Roumel, qui s'est augmenté un peu plus haut, des eaux du Bou-Merzoug. Le sol de cette gorge est constitué par la couche de marne schisteuse de l'étage supérieur du terrain crétacé, qui fait suite à celle du Mansourah. Le lit du fleuve y est large, peu profond, et parsemé d'une multitude de gros cailloux roulés de calcaire compacte du terrain crétacé. Des blocs erratiques y sont aussi très-nombreux. Dans une certaine étendue de ce parcours, le fleuve coule sur le calcaire compacte lui-même; de telle sorte qu'il est manifeste que son lit a été creusé par l'érosion de la couche marneuse qui joignait le Mansourah au Coudiat-Aty. Comme tous les cours d'eau qui suivent une pente rapide, le Roumel n'est pas encaissé : il n'a pour obstacle au débordement de ses eaux que les pentes qui le limitent. S'il y a sur quelques points des escarpements qui le contiennent, le plus souvent il offre des plages étendues que l'eau abandonne et laisse à découvert dans la saison chaude. Une circonstance plus grave encore vient s'ajouter à cette dernière : il a été construit, au milieu de l'espace compris entre le pont du Bardo et l'entrée du ravin, un barrage qui intercepte l'eau du fleuve et la dirige, par un canal latéral, vers une usine hydraulique établie en aval à une centaine de mètres de là. En hiver, l'eau qui excède les besoins de l'usine, passe par dessus le barrage et suit son cours naturel. Mais, en été, l'eau étant détournée au profit de l'établissement industriel, il en résulte que l'espace placé au-dessous du barrage reste à sec, si ce n'est dans certaines dépressions du sol, où l'eau séjourne et croupit, au grand détriment du voisinage. Il y a là désormais un véritable marais, placé au-dessous d'une caserne ; au bas d'un groupe d'habitations très-peuplées ; au pied d'une ville qui s'enorgueillit de sa salubrité, et qui est le seul refuge des malades de la circonscription atteints de fièvre endémique rebelle. Ici se présente une grave question d'intérêt public qu'il importe de soulever, parce qu'elle nous paraît avoir été négligée. Ne serait-il pas convenable, en pareille circonstance, de sacrifier les intérêts industriels et commerciaux aux exigences de la salubrité publique, quand celle-ci pèse d'un si grand poids dans la balance ?

Si la colline du Bardo reçoit du Roumel quelques principes de maladies endémiques développées sur ces bords, il est pour elles une cause d'insalubrité non moins active, ni moins puissante encore : ce sont les courants de l'atmosphère qui se font du sud-est au nord-est dans la vallée du Bou-Merzoug. Les courants venant de cette direction glissent sur les flancs du contrefort du Coudiat-Aty, qui descend jusqu'au pont du Bardo, et viennent directement heurter la colline de ce nom. La colonne d'air, se réfléchissant sur l'inclinaison du sol, prend un nouveau mouvement ascendant et parvient ainsi jusqu'au sommet de la montagne, laissant sur son passage des germes de maladies. Toutes ces causes se réunissent pour rendre toute la circonscription fort malsaine. La caserne qu'on y a bâtie pour en faire un quartier de cavalerie, se fait remarquer par son insalubrité. Les habitations qu'elle renferme du côté de la rivière, et où sont logés les chefs ouvriers du régiment, fournissent particulièrement un grand nombre de fiévreux. On s'étonne du choix qui a été fait de cette localité pour y établir un quartier de cavalerie. En effet, indépendamment des causes d'insalubrité que je viens de signaler, il est à remarquer que l'établissement est placé dans un entonnoir où les rayons du soleil se concentrent en plein midi, au moment où nul courant ascendant ou descendant ne vient modérer la température. Il est vrai que la caserne, étant placée dans la gorge de deux collines opposées, inclinées de l'est à l'ouest, est aérée le matin par un courant ascendant produit par l'échauffement du Coudiat-Aty et des parties hautes de la ville, et, le soir, par un courant descendant que détermine l'aspiration du Mansourah exposé au couchant. La seule cause sérieuse qui ait pu déterminer la construction de la caserne en cet endroit est, sans aucun doute, la proximité de la rivière, circonstance qui importe beaucoup à un établissement de ce genre, bien qu'elle soit plus en faveur des chevaux que des hommes.

C'est évidemment pour la même considération que l'abattoir a été placé dans ce lieu resserré.

Autrefois, la gorge du Bardo était la sentine de la ville. Un long ruisseau à ciel ouvert portait les immondices de la porte Djébia au Roumel. La plage, inondée du sang des animaux égorgés à l'abattoir, infectait l'atmosphère de miasmes putrides, et les latrines de la caserne y apportaient un contingent des plus fétides. Sur l'insistance du conseil d'hygiène, l'autorité fit exécuter un projet d'assainissement des plus complets. Le conduit de l'égout fut maçonné et recouvert d'une voûte. Un canal latéral, établi sur le bord de la rivière, reçut les immondices qui se répandaient autrefois sur la plage, et le tout fut dirigé dans le ravin même, à l'aide d'un tunnel taillé dans le roc. Mais ces travaux ne remplissent qu'imparfaitement leur but : dans les temps d'orage, le conduit de l'égout n'est pas assez large pour donner passage aux eaux, et celles-ci font irruption sur le sol de l'abattoir. D'autres fois, le canal latéral s'obstrue par l'entassement des immondices de la caserne, et le service des ponts et chaussées se voit obligé d'y faire passer un courant d'eau emprunté au Roumel.

Cette gorge du Bardo, dominée par une sorte d'hémicycle formé par la colline de la rive gauche, a fourni au martyrologe une de ses plus belles pages. C'est là qu'à une de ces époques de contradiction humaine où l'intolérance enfante le fanatisme et où le fanatisme provoque l'intolérance, de nombreux chrétiens, à la tête desquels il faut placer Jacques et Marien, ont été suppliciés en présence d'une foule avide d'émotions, échelonnée sur la pente de ce cirque naturel, si bien disposé pour un grand spectacle.

Une inscription creusée dans le rocher qui domine la rive droite perpétue le souvenir de ce mémorable événement. Mais les plus belles actions des hommes ne trouvent pas toujours grâce devant le temps, peut-être parce qu'elles se lient à d'autres actions qui déshonorent l'humanité, et que l'histoire ne saurait perpétuer les unes sans éterniser les autres. L'inscription qui devait porter à la postérité à la fois le triomphe des martyrs et la honte de leurs bourreaux, profondément altérée par les intempéries de l'air, est devenue presque indéchiffrable. La Société archéologiqne de Constantine s'est évertuée à régénérer cette précieuse inscription. Ce fut, dit-on, à l'abbé Creuzat que l'on dut la reproduction complète du texte latin qui consacrait les glorieux noms des chrétiens victimes de leur foi.

A la partie la plus déclive de la gorge du Bardo, commence cette vaste fissure des roches qui forme le ravin. L'antiquité païenne n'a pas imaginé de fleuve de l'enfer dont le tableau soit plus imposant et plus saisissant que le gouffre où se jette le Roumel. Le fleuve, brisé par les blocs erratiques qui défendent l'entrée du ravin, s'y précipite en mugissant. Il bondit de rocher en rocher, et les anfractuosités qui le surmontent multiplient ses bruissements, qui gémissent comme des voix infernales. Il contourne la ville depuis le sud jusqu'au nord, en lui faisant une ceinture inexpugnable qui le sépare du Mansourah.

## CIRCONSCRIPTION DU MANSOURAH.

Le Mansourah est une colline qui regarde la ville à l'est, et semble continuer avec elle la petite vallée qui descend du Djebel-Ouach. Cette colline est surmontée par un plateau assez régulier qui offre, depuis Constantine jusqu'au ruisseau de Bilgratz, une vaste arène pour les courses de chevaux et les évolutions militaires ; c'est le plateau de Sidi-Mabrouk. Sa situation élevée a donné lieu de penser qu'un village s'y trouverait établi dans de bonnes conditions de salubrité. Une source abondante semblait compléter les circonstances favorables à cette création. Quelques maisons s'y élevèrent ; quelques jardins furent mis en culture ; mais on ne tarda pas à reconnaître que le choix de ce lieu était des plus malheureux. Le sol de Sidi-Mabrouk, très-humide en hiver, se dessèche en été. Mais ce dessèchement ne s'achève qu'au moment des grandes chaleurs, et donne lieu à un grand développement de miasmes paludiques. Aussi les habitations de Sidi-Mabrouk ont-elles toujours été ravagées par la fièvre. Ce pays n'est pas seulement malsain par lui-même, mais aussi par son entourage. Il est borné à l'est par le ruisseau de Bilgratz, qui cesse de couler en été, et conserve dans son lit de nombreuses mares d'eau dormantes qui deviennent marécageuses. D'autre part, le Djebel-Ouach, qui le domine, lui envoie ses émanations malsaines sous les vents qui soufflent du nord-est-est. Il n'y a pas jusqu'au Bou-Merzoug qui ne lui transmette ses miasmes paludiques, que le vent du sud fait glisser sur la pente qui descend vers la vallée.

La pente du Mansourah qui regarde l'ouest, paraît destinée, dans un avenir peu éloigné, à devenir un quartier de la ville, si la construction projetée du chemin de fer y établit la tête de ligne pour Constantine. Il n'est pas sans intérêt d'examiner dans quelles conditions de salubrité pourraient se trouver les habitations qui s'élèveront dans cet endroit.

Les mouvements atmosphériques qui se font remarquer dans cette localité sont au nombre de cinq : le matin, il se fait un courant ascendant venant du ravin et du bas de la ville ; le soir, il se fait un courant descendant dans le sens opposé. Par la fissure qui sépare la Casbah du Sidi-M'cid, le vent du nord souffle habituellement en été. Un courant de l'est à l'ouest se fait quelquefois sentir dans les régions inférieures ; d'autres fois, l'air se précipite du sud-ouest au nord-ouest, quand le soleil a réchauffé les rochers du Sidi-M'cid.

Le vent d'en bas peut amener sur la pente de la colline les émanations que les ruisseaux de la ville dégagent, en s'épanchant sur les rochers pour tomber dans le ravin ; mais le jour où ces ruisseaux, suivant le projet qui en a été fait, se réuniront dans un conduit collecteur, cet inconvénient aura cessé. Les émanations des tanneries situées au bas de la ville cesseront aussi bientôt de contribuer à corrompre l'air venant de ces parages, car leur suppression a été décidée en principe.

Le vent qui descend du sommet au ravin, vient plutôt des régions élevées que du plateau du Mansourah, et ne peut apporter aucun miasme venant de l'est.

Le courant venant du nord souffle également des régions élevées, et ne peut nous apporter rien de nuisible de ce côté.

Le vent nord-est n'a rien de malsain, prenant son origine dans les premiers sommets du Djebel-Ouach.

Nous n'avons rien à dire de bien défavorable du vent est-ouest, si ce n'est que, soufflant du côté du Bardo, il peut apporter avec lui quelques miasmes nuisibles provenant des bords du Roumel en amont de la ville.

En résumé, la colline du Mansourah est abritée par la ville contre les influences de la vallée du bas Roumel à l'ouest ; par le Sidi-M'cid contre celles du Hamma au nord ; par son sommet contre les miasmes du Sidi-Mabrouk et du Bou-Merzoug ; par le dernier contrefort du Coudiat-Aty qui s'appuie à la rivière, contre les vents de la vallée du Roumel.

La colline du Mansourah a pour base une assise du même calcaire que celui de Constantine, dont elle a été détachée par le cataclysme qui a formé le ravin.

Ce calcaire est recouvert par une succession de marnes grises ou noires qui appartiennent au même étage du terrain crétacé. Ces marnes sont surmontées par une légère couche de poudingue du Coudiat-Aty, sur laquelle repose une couche de calcaire compacte qui couronne la colline et forme le plateau du Mansourah. Cette couche supérieure renferme des hélices et des mélanopsides, et conséquemment est un calcaire d'eau douce de formation tertiaire. Son âge commence immédiatement après les poudingues du Coudiat-Aty. Cette constitution de terrain calcaire d'eau douce se prolonge au sud-est de l'autre côté du Roumel, jusqu'à deux kilomètres de la ville. On y remarque des calcaires roses d'un joli aspect, mais d'une contexture déjà trop anfractueuse pour qu'ils puissent être employés comme marbres dans les constructions. Ces calcaires deviennent de plus en plus caverneux, et se terminent par des travertins remplis de végétaux.

L'aspect de ces travertins pourrait tendre à les faire ranger parmi les dépôts tout à fait modernes ; mais la couche compacte qui ressemble au calcaire sub-apennin d'eau douce, et sa position disloquée au sommet des montagnes, montre que, depuis le commencement de ce dépôt, le sol a subi de grandes révolutions, et confirme l'idée qu'elle a succédé sans interruption au terrain tertiaire.

C'est sur les flancs du Mansourah que chemine le conduit des eaux du Djebel-Ouach, de Sidi-Mabrouk et de l'oued Bilgratz, qui alimente Constantine. Cette colline s'élevant à vingt mètres au-dessus de la Casbah, a permis d'y établir le syphon qui porte les eaux au réservoir de la ville.

Dans la couche de calcaire qui forme la corniche du Mansourah, on remarque de nombreuses excavations ou grottes creusées par la nature : les unes ont servi d'abri aux troupeaux et ont été exploitées pour l'extraction du salpêtre ; les autres sont mises à profit pour faire des glacières qui approvisionnent les habitants de Constantine pendant toute la saison d'été. L'une d'elles renferme les restes mutilés d'une œuvre d'art, d'une statue taillée dans le roc, qui, dit-on, ne manquait pas de mérite. Elle dut sa destruction à une circonstance fatale que je ne saurais passer sous silence. La statue représentait une nymphe qui, accablée par les feux du jour, s'était endormie dans la grotte. Se confiant à la discrète obscurité et à son isolement, elle s'était dépouillée de tout ce qui pouvait ajouter à la brûlante chaleur de l'été. Un tel abandon trouvait grâce devant la pudeur la plus délicate, parce que l'admiration excuse toutes les licences de l'art. Mais un jour il arriva qu'un artiste aussi orgueilleux que téméraire conçut la fatale pensée de réparer de prétendus désastres causés par le temps, et de rendre à la statue la finesse de ses formes émoussées. Son ciseau inhabile ne fit que dégrader ce qu'elle avait conservé de sa beauté primitive. La pierre, grossièrement sculptée, n'offrit plus que des contours sans grâce et sans art. L'œuvre déshonorée n'inspira plus que du dégoût. La pudeur effarouchée, ne trouvant plus dans le sentiment du beau le prétexte de l'indifférence, s'insurgea contre ce qu'elle appelait une œuvre immorale. Une maîtresse de pension, voulant faire preuve de bons principes, déchaîna contre la statue tout un essaim d'enfants acharnés à détruire ; l'œuvre d'art périt sous une grêle de pierres.

Le plateau du Mansourah, malgré son élévation, n'est pas un lieu salubre. On s'abuserait si, d'après les apparences, on le choisissait pour y fonder un établissement public. Le plateau est parfaitement aéré par lui-même et sans aucune humidité. De son propre fond il n'a rien de malsain ; mais il le devient par sa contiguïté avec le territoire de Sidi-Mabrouk et celui du Djebel-Ouach. Ces localités insalubres lui communiquent incessamment leurs influences morbides, par les vents d'est, du sud-est et d'est même. Nous avons dit notre opinion sur les causes d'insalubrité de cette localité ; il nous reste à faire connaître celles du Djebel-Ouach.

C'est ce territoire du Djebel-Ouach qui fut le théâtre des tristes exploits de Gautherot. C'est là que le célèbre chercheur d'eaux souterraines s'était engagé, par un marché passé avec la municipalité, à découvrir une source assez abondante pour donner aux habitants de Constantine toute l'eau dont ils auraient besoin. Le lieu de ses recherches était parfaitement choisi, puisqu'il savait que l'eau dont Constantine était alimentée, sortait du pied des montagnes voisines. De nombreuses sources lui indiquaient la direction que prenait l'écoulement de ces eaux. Il n'y avait qu'à perforer le sol sur leur passage, pour en trouver une quantité plus ou moins considérable. Gautherot en eut la pensée et se crut tellement sûr du succès, que, frappant le sol de sa canne, il dit, comme Moïse dans un autre désert : C'est de là que l'eau jaillira. Gautherot était rusé, mais ignorant : au lieu d'indiquer une pente de terrain formant une gorge, il se place tout juste sur un tertre qu'il creuse vainement sans trouver l'eau promise. Il fit de nouvelles tentatives qui restèrent inutiles. Ainsi convaincu d'impuissance, il fut mis en demeure de se retirer. Il engagea contre la ville un procès qu'il perdit, et la municipalité pleure encore aujourd'hui les tristes résultats d'une entreprise ruineuse et ridicule, qui lui avait été imposée. En relatant ici cette histoire, je n'ai pas d'autre but que de prémunir les populations contre les intrigues de tous les Gautherots futurs, l'Algérie étant un pays qui se prête à leur exploitation. Le territoire du Djebel-Ouach dont je veux parler est celui qui s'étend au sud des premiers mamelons de la chaîne de ce nom, et dont le point central est marqué par le premier réservoir des eaux de Constantine. Cette localité, par sa situation et sa configuration, est le réceptacle de toutes les eaux qui descendent de la montagne, et prennent leur écoulement par les nombreuses sources que l'on a fait servir à l'approvisionnement de Constantine. Mais, avant de se réunir, ces eaux baignent le terrain en nappes filtrantes, et le transforment en un véritable marais. L'été, la surface de la terre se dessèche, mais le terrain sous-jacent reste profondément humide, et, quand le soleil d'août vient échauffer ces couches imbibées d'eau, il y développe la fermentation miasmatique la plus funeste. Aussi cet endroit est-il tout à fait inhabitable en été, et tous ceux qui tentent d'y séjourner sont inévitablement atteints de la fièvre. C'est ce que l'on peut voir surtout lorsqu'on exécute des travaux dans cette localité : le nombre des ouvriers atteints de la fièvre y est toujours très-considérable. Dans de pareilles conditions topographiques, on se demande comment on a pu proposer de faire de cet endroit un lieu de refuge contre les maladies endémiques ; d'y fonder un établissement de convalescents, une maison de santé et autre chose encore.

Les sommets du Djebel-Ouach s'élèvent à 180 mètres environ au-dessus des rues de Constantine. Sa situation élevée a été sans doute la raison qui a motivé le choix proposé, parce que l'on savait que, dans les pays chauds, les lieux élevés sont ordinairement les plus salubres. Mais l'altitude du Djebel-Ouach ne peut que rapprocher la température de celle des climats tempérés. Or, dans les climats tempérés, les marais ne laissent pas que d'être pernicieux, et le Djebel-Ouach est un marais sur une montagne. Pour qu'il en fût autrement, il faudrait que sa hauteur fût telle que le froid y fût en permanence même en été ; alors l'influence paludique cesserait d'avoir lieu ; il n'en est pas ainsi.

Espérons que le Djebel-Ouach, mieux connu, cessera d'être préconisé comme un lieu salubre, et que nous n'aurons pas le regret d'y voir fonder quelque établissement public important, dont on aurait plus tard à déplorer la situation malsaine.

## CIRCONSCRIPTION DU SIDI-M'CID.

Le Sidi-M'çid est, à proprement parler, cette masse de rochers située à l'est de Constantine, qui confine au ravin d'une part, et de l'autre à la petite gorge occupée par le cimetière des Juifs. Mais on ne saurait faire autrement que de comprendre sous la même dénomination tous les rochers qui font suite au précédent, en se dirigeant vers le Djebel-Ouach. Ils ne forment réellement qu'un seul tout, à les considérer au point de vue géologique. Le Sidi-M'cid faisait primitivement partie du rocher qui sert d'assise à Constantine. J'ai exposé ailleurs par quel mécanisme la séparation a eu lieu en déterminant le ravin. Ce rocher soulève au nord et incline au midi. Il est formé de calcaire compacte à hippurites comme celui de Constantine. Son sommet et toutes ses parties saillantes sont découpées et contournées de la manière la plus pittoresque. On y voit souvent des arceaux, des voûtes, des colonnes, des pyramides, des aiguilles, enfin les accidents les plus variés. Vues de loin, les formes bizarres de ce rocher impressionnent vivement l'imagination et soulèvent de nombreux souvenirs. A regarder du Pont-d'Aumale l'escarpement le plus élevé du Sidi-M'cid, on croirait voir une foule tumultueuse se pressant sur le passage d'un triomphateur.

Les anfractuosités du Sidi-M'cid sont le résultat de l'usure du calcaire par les agents météorologiques, aidés du temps. On sait que l'eau de pluie chargée d'acide carbonique attaque les carbonates. A plus forte raison, la pluie d'orage, qui renferme de l'acide azotique. Cette action chimique est confirmée par les traces que l'on rencontre sur les pierres à surface inclinée. Les sillons que l'eau y a creusés se dirigent toujours de haut en bas. L'action dissolvante de la pluie sur le calcaire fait que tous les rochers formés de cette matière semblent tomber de vétusté. Ils se détruisent en effet, en se disloquant à leur surface.

Sur certains points du Sidi-M'cid, on retrouve la

formation tertiaire des calcaires poreux et des travertins du Mansourah.

Parmi les plantes qui habitent le Sidi-M'cid, on remarque particulièrement l'acanthus mollis, le ferula aux feuilles capillaires, l'asphodèle, le cactus opontia et le cyclamen. On y trouve aussi le thapsia garganica, plante des ombellifères, dont la résine a été découverte par nous il y a dix ans, et que depuis nous employons à la préparation d'emplâtres révulsifs devenus d'un usage général. Ces emplâtres, qui ont été récemment admis dans la pharmacopée française, sont restés jusqu'à ce jour inimitables.

Nous avons appliqué avec le même succès cette résine de thapsia à la médecine vétérinaire, ainsi qu'il résulte des rapports favorables que nous avons obtenus en 1865, à Alger, de la commission nommée par le Gouverneur-Général pour expérimenter notre préparation.

Le Sidi-M'cid a été choisi par le Génie militaire pour y établir le collége arabe-français. Il était impossible de trouver à Constantine un emplacement plus favorable à la salubrité de cet établissement. Le sommet du Sidi-M'cid est abrité de toute part contre les courants atmosphériques provenant des lieux marécageux. Il est néanmoins très-bien aéré. Le choix qui en a été fait est des plus heureux. Nous ne pouvons nous empêcher de regretter qu'on n'ait pas placé à cet endroit un établissement européen, tel qu'un hôpital, une caserne, voire même une prison.

## CIRCONSCRIPTION DU BAS ROUMEL.

Les eaux du Roumel, après avoir baigné le pied du rocher dans toute l'étendue du ravin, sur une pente accidentée et rapide, se précipite avec fracas du haut d'un escarpement de quelque 80 mètres, et forme une cascade de l'effet le plus grandiose. Cette chute du fleuve est certainement une des plus belles cataractes qu'on puisse voir; rien de plus imposant que ces immenses rochers qui se dressent majestueusement de chaque côté du torrent, et s'écartent largement pour vomir des flots d'une eau écumeuse, jaunâtre. Parvenu au pied du rocher, le Roumel coule au fond d'une gorge profonde et suit paisiblement son cours, en se dirigeant vers le nord-ouest. Les pentes qui le bordent sont ornées de jolis jardins arabes, plantés d'arbres fruitiers et de légumes de toute espèce; ce sont eux qui approvisionnent en partie le marché de Constantine.

Au pied du Sidi-M'cid, la colline qui forme la rive droite du fleuve, est assise sur les marnes de la craie Tufau. Elle présente çà et là des poudingues du Coudiat-Aty dispersés. Les hauteurs qui la dominent et la séparent du Hamma sont couronnées de calcaires compactes, presque horizontaux, qui appartiennent probablement au calcaire à hippurites; ces derniers sont surmontés d'une couche de calcaires roses, caverneux, de la formation du Mansourah.

La colline de la rive gauche constitue le côté nord de la montagne que surmonte le Coudiat-Aty et dont nous avons indiqué précédemment la composition géologique. On trouve à sa base des masses de travertins qu'il ne faudrait pas confondre avec la formation tertiaire du Mansourah. Ce sont des calcaires poreux, de formation moderne, qui résultent du sédiment calcaire abandonné par les eaux chaudes de la source de Sidi-Mimoun.

On trouve dans le lit du fleuve des blocs énormes de calcaires provenant de la roche à hippurites de

Constantine, dont ils ont été détachés par le temps. On y voit également des blocs erratiques, comme on en trouve dans le lit du Roumel au Bardo.

---

## DES EAUX.

Les eaux qui alimentent Constantine sont de plusieurs provenances : on y emploie des eaux de citerne, de source et de rivière. Autrefois, les Romains, trouvant insuffisantes les eaux que leur offraient les citernes et le fleuve qui baigne le pied de la ville, avaient amené à grands frais les eaux des sources du Bou-Merzoug et du Djebel-Ouach. On peut suivre encore aujourd'hui, sur le flanc des collines qui bornent au sud la vallée du Bou-Merzoug et sur le plateau du Mansourah, le trajet des aqueducs qu'ils avaient construits à cet effet. Tous ces ouvrages ont été détruits par le temps ou les conquérants, et, depuis, les Arabes, dans leur incurie, ou plutôt leur impuissance, se sont contentés de bâtir des citernes et de faire monter à dos de mulet les eaux du Roumel jusqu'à leurs habitations. Tel était l'état des choses au moment de la conquête. Plus tard, la garnison et la population ayant beaucoup à souffrir de l'insuffsance des eaux, on songea à rétablir une prise d'eau à l'extérieur, sur un point plus ou moins rapproché de la ville. Les sources du Djebel-Ouach furent alors recherchées et rassemblées, et l'on dirigea leurs eaux vers la ville, par le plateau de Sidi-Mabrouk et les flancs du Mansourah. Parvenues au niveau d'El-Kantara, elles franchirent le ravin et montèrent jusqu'à la Casbah par le moyen d'un syphon. Là, de vastes citernes les reçurent pour les distribuer entre les différents quartiers de la ville. Mais, si le volume d'eau potable fourni par le Djebel-Ouach pouvait suffire aux stricts besoins de la population en hiver, il était beaucoup au-dessous du nécessaire en été. Les autorités municipales durent rechercher les moyens de pourvoir à cette insuffisance. De nombreux projets furent proposés pour amener à Constantine des eaux de provenance éloignée. Longtemps ces projets, d'une exécution très-dispendieuse, restèrent en discussion, On paraît enfin s'être arrêté à celui qui consiste à faire venir les eaux d'Aïn-Fesguia.

En attendant, on n'a pas cru inutile de réunir aux eaux provenant du Djebel-Ouach celles que fournit le ruisseau de Bilgratz. Ce travail est en voie d'achèvement. Il aura pour effet de permettre une plus grande dépense d'eau, et de faire en hiver, en rassemblant les eaux dans de vastes bassins construits au Djebel-Ouach, une provision pour l'été, quand le ruisseau reste à sec et que le contingent des sources a diminué.

Les eaux du Djebel-Ouach constituent aujourd'hui le principal approvisionnement de Constantine. Ces eaux, à leur origine, sont d'une composition très-variable. Mais leur ensemble est très-satisfaisant. Elles ont une saveur agréable, ne renferment que très-peu de sels de chaux et de magnésie, et sont d'un excellent emploi pour le blanchissage du linge. Il est rare de trouver une ville pourvue d'eau d'aussi bonne qualité. Il est à regretter qu'elle ne soit pas plus abondante.

Je ne pense pas qu'il ait été fait d'analyse exacte des eaux de la ville prises à la Casbah. On sait cependant qu'elles n'abandonnent que 16 centigrammes de résidu par litre à l'évaporation, et que leur degré hydrotimétrique dans l'état naturel n'est que de 8°.

Les eaux du Djebel-Ouach sont les seules qui soient consommées par la population européenne. Les Arabes, moins bien pourvus, ont encore recours à l'eau des citernes et à celle du Roumel pour certains usages domestiques. C'est avantageux pour eux peut-être d'avoir dans leurs maisons une provision d'eau qui ne leur coûte rien, mais c'est moins hygiénique ; car l'eau des toits, bien qu'ayant une origine assez pure, entraîne avec elle des détritus de végétaux, de larves et des cadavres d'insectes, qui pullulent ou pourrissent dans les citernes. Ces matières organiques abandonnent à l'eau des principes putrescibles qui la corrompent et la rendent malsaine. Dans cet état, elle peut servir utilement aux usages domestiques ; mais, comme boisson, elle est de mauvaise qualité.

Ses citernes ont encore un inconvénient grave : c'est de donner naissance à des myriades de moustiques qui infestent les maisons, et, par leurs attaques incessantes, troublent le sommeil des habitants pendant toute la saison chaude.

Quant aux eaux du Roumel, elles sont généralement troubles et limoneuses, et ne peuvent être employées comme boisson sans avoir été filtrées ou épurées par un long repos. Elles résultent du mélange des eaux du haut Roumel avec celles du Bou-Merzoug. Au-dessus de ces affluents, les eaux du Roumel sont de fort mauvaise qualité. Leur composition est la suivante :

| | |
|---|---|
| Carbonate de chaux............ | 0,158 |
| — de magnésie......... | 0,065 |
| Sulfate de chaux............... | 0,168 |
| Chlorure de sodium............ | 0,330 |
| Fer, etc........................ | 0,009 |
| Total par litre..... | 0,730 |

Mais leur réunion à celles du Bou-Merzoug les améliore d'une manière notable, comme on peut le juger d'après la composition de ces dernières :

| | |
|---|---|
| Chlorure de sodium............ | 0,270 |
| Sulfate de soude............... | 0,173 |
| Carbonate de chaux........... | 0,050 |
| — de magnésie......... | 0,112 |
| Fer, etc....................... | 0,025 |
| | 0,630 |

Prises au-dessous du Bou-Merzoug, les eaux du Roumel ont la composition suivante :

| | |
|---|---|
| Chlorure de sodium............ | 0,330 |
| Carbonate de chaux............ | 0,158 |
| — de magnésie......... | 0,065 |
| Sulfate de chaux............... | 0,168 |
| Fer, etc....................... | 0,009 |
| | 0,730 |

On voit que ces dernières renferment une quantité assez considérable de matières salines ; mais le sel marin y entre pour une proportion importante. Ce sel fait à peu près moitié du poids total. Néanmoins, comme ce poids total s'élève à plus de 50 centigrammes par litre, les eaux dont il s'agit se trouvent placées sur la limite extrême des eaux potables. Elles sont fortement troublées par le savon sans former de grumeaux ; elles laissent beaucoup à désirer, soit comme boisson, soit pour les usages domestiques.

En général, l'eau n'est pas la seule chose utile que les rivières fournissent aux habitants des contrées qu'elles arrosent ; elles leur offrent encore une ressource alimentaire, sinon importante, du moins fort agréable : le poisson. Le Roumel fait exception.

Jamais rivière ne fut plus pauvre en poisson. Deux espèces seulement méritent d'être mentionnées : une sorte de barbillon maigre et osseux, à saveur de vase très-prononcée, et une anguille d'un assez bon goût. On y trouve aussi quelques crabes et des tortues d'eau.

Le Roumel n'est pas exempt de ces petites sangsues filiformes qui échappent à la vue à la faveur du trouble des eaux, et s'attachent au gosier des hommes et des animaux qui s'y abreuvent. Une fois fixées à la paroi du pharynx, derrière le voile du palais, et les amygdales, ou à l'entrée de l'œsophage, ces annélides s'y cramponnent si solidement et avec tant de persistance, que, quand on ne peut les découvrir et les atteindre avec une pince, elles y restent adhérentes pendant plusieurs jours. Les fumigations de tabac et les gargarismes éthérés sont ce qu'il y a de mieux pour en déterminer la chute

Ceci nous conduit à parler d'un ver nématoïde qui se trouve dans les eaux de Constantine, et sur lequel il règne encore beaucoup d'incertitude, au point de vue de l'histoire naturelle : c'est un gordius qui n'a pas moins de vingt centimètres de longueur. J'ai tout lieu de penser que cet helminthe n'est pas autre chose que le ver filaire, le dragonneau qu'on a observé dans les membres inférieurs des nègres en Nubie. Subirait-il une transformation pour devenir plus tard parasite ; C'est douteux. Mais, s'il y a des helminthes parasites qui cessent de l'être, et d'autres qui ne le sont pas d'abord et le deviennent, il peut bien y en avoir qui le soient par circonstance. J'ai l'opinion que le dragonneau est de cette nature, et qu'il pénètre tout simplement dans les jambes des nègres par la voie d'ulcères à bords décollés, lorsque ces indigènes dorment sur un sol marécageux. Ce qui nous porte à penser ainsi, c'est le fait d'une jeune négresse que nous avons vue à Constantine, et qui portait un dragonneau dans le mollet. Le parasite fut extrait en exerçant sur lui une traction modérée. Après avoir été débarrassée de cet hôte incommode, la négresse resta sujette à des ulcères scrofuleux qui se développaient par tout le corps, et mourut phthisique.

Le gordius dont nous parlons est très commun à Constantine dans les lieux marécageux ; il nous en a été apporté deux qui étaient sortis des bornes-fontaines de la ville.

Des personnes animées d'un esprit de progrès ont songé à peupler le Roumel, ainsi que le Bou-Merzoug, son affluent, de poissons d'espèces plus nombreuses et de meilleure qualité. Nous croyons que cette bonne pensée n'est aucunement pratique. S'il n'y a point de bons poissons dans ces cours d'eau, c'est que ceux-ci, comme un grand nombre d'autres en Algérie, sont plutôt des torrents que des rivières, et que le poisson n'y trouve pas la sécurité dont il a besoin. Un sol toujours mouvant, toujours déplacé par des courants tumultueux et des perturbations profondes, n'offre pas aux germes de la reproduction la fixité et la solidité nécessaires. La fécondation n'a pas lieu, ou ses résultats sont troublés, et la propagation devient impossible. Il ne peut y avoir dans ces torrents que quelques espèces rares qui sont aptes à vivre dans des conditions exceptionnelles.

Au pied du rocher de Constantine existent, sur plusieurs points, des sources thermales desquelles les Arabes, et parfois les Européens, tirent bon parti pour prendre des bains. On en compte six, dont trois principales, qui sont :

La source de Sidi-Mimoun, ancien bain romain, située au bas du rocher côté nord. Ses eaux arrosent la plus grande partie des jardins de la rive gauche. Elle est très-fréquentée par les Arabes.

La source de Sidi-M'cid, au bas du rocher de ce nom. Elle coule dans un bassin naturel qui peut recevoir à peine deux baigneurs. Elle est néanmoins très fréquentée. C'est elle qui fertilise tous les jardins de la rive droite du fleuve. C'est là que réside, dans la concavité du rocher, un *djin* (esprit malin) fort redouté des indigènes, des juifs surtout, qui viennent fréquemment y sacrifier les plus beaux produits de leur basse-cour, en vue d'obtenir la guérison de leurs malades. Ce djin est sans doute un héritier en droite ligne d'une naïade honorée des Romains, mais c'est un rejeton dégénéré : la naïade était une création éminemment poétique, tandis que le djin n'est qu'une basse superstition.

La source de l'entrée sud du ravin, près de l'abattoir. Elle est pourvue d'une piscine couverte qui date aussi des Romains, et peut recevoir plusieurs baigneurs à la fois.

Les eaux de ces sources ont toutes à peu près la même température (30 degrés centigrades), et renferment aussi approximativement la même quantité de matières salines, qui est $0^{g},30$ par litre d'eau. Elles ont 24 degrés hydrotimétriques. Elles renferment beaucoup de carbonates dissous à l'aide d'un excès d'acide carbonique, car elles sont très-incrustantes. L'identité de température et de composition de ces eaux, démontre qu'elles ont la même origine et proviennent de la même nappe souterraine, dont la profondeur calculée est d'environ 630 mètres au-dessous du lieu de leur écoulement.

Des trois sources thermales moins importantes, l'une est située dans le ravin, près de la cascade. Les deux autres existent également au fond du ravin, au niveau de la rue Rouaud. Ces dernières sont les plus remarquables. Elles sortent du rocher tout à fait en face l'une de l'autre et au même niveau, à peu de distance du fond du ravin. Primitivement, elles se jetaient séparément dans le Roumel, et laissaient sur leur passage une légère incrustation. Mais ces dépôts augmentèrent avec le temps, et, se dirigeant l'un vers l'autre, finirent par se rencontrer, et formèrent une voûte au-dessus du torrent. Ces sources se trouvèrent également réunies, et ne forment plus qu'un même ruisseau, qui, après avoir coulé un instant sur la voûte, se précipite enfin dans le fleuve. Rien de plus imposant que ces grands résultats produits par de petites causes devenues infinies. Rien de plus curieux que ces petits moyens avec lesquels la nature compose et détruit, à l'aide du temps, ses plus belles productions.

---

## DE LA PRESSION ATMOSPHÉRIQUE.

La ville de Constantine, située sur un rocher à 720 mètres au-dessus du niveau de la mer, se distingue des localités maritimes par les conditions atmosphériques qui résultent de son altitude.

L'une des plus importantes est la diminution de la pression atmosphérique. A Alger et à Philippeville, sous une pression moyenne de 760 millimètres, chaque centimètre carré superficiel du corps humain supporte un poids de 1,033 grammes. A Constantine, sous une pression moyenne de 718, chaque centimètre carré supporte un poids de 975 grammes. Le corps humain ayant en moyenne 17,500 centimètres carrés de surface, il en résulte qu'à Philippeville et à Alger, il supporte un poids de 18,000 kilogrammes, tandis qu'à Constantine, il n'en supporte plus que 17,000 ; c'est une différence de 1,000 kilogrammes en moins dans cette dernière ville.

La conséquence physiologique la plus grave qui résulte pour les habitants, de cette diminution du poids de l'atmosphère, comparativement aux localités voisines de la mer, est que, l'air étant plus dilaté, l'oxigénation pulmonaire est moins active et la respiration plus fréquente.

La diminution de la pression atmosphérique détermine la distension des vaisseaux capillaires, pulmonaires et cutanés, conséquemment une congestion sanguine pulmonaire et périphérique et même des hémorrhagies. Cette congestion de l'organe respiratoire, jointe à la fréquence de la respiration dont je viens de signaler la cause, n'est-elle pas pour quelque chose dans la production des nombreuses affections de poitrine qui se font remarquer à Constantine.

Les diminutions accidentelles et brusques de la pression de l'air, qui viennent s'ajouter à la diminution déjà considérable causée par l'altitude, déterminent parfois des troubles de l'innervation fort graves. Sous l'influence d'un état atmosphérique de cette nature, nous avons été témoin, dans un court espace de temps, de plusieurs cas d'éclampsie mortels. Cette affection atteignait particulièrement les femmes grosses. Si elles n'étaient pas saignées sur-le-champ, elles mouraient en quelques heures dans d'affreuses convulsions.

Les congestions cérébrales nous ont paru fréquentes à Constantine. Ces accidents se font remarquer principalement au printemps et à l'automne. Au printemps, ils sont dus à l'action du soleil sur la tête, lorsqu'on s'y expose au sortir d'une saison où l'on a cessé de subir son influence ; en automne, ils résultent de la pléthore que détermine le ralentissement des fonctions de la peau, à l'arrivée de la saison froide. Les influences de l'altitude, et la diminution accidentelle et brusque de la pesanteur atmosphérique, n'y sont pas étrangères.

S'il y a quelque part, en Algérie, une raison sérieuse qui justifie l'abus que semblent faire de la saignée les Arabes et les habitants venus du midi de la France, c'est à Constantine. Pour parer aux troubles de la circulation, causés par la diminution dans la pression atmosphérique, il n'y a rien de mieux que la saignée, dont les effets rapides répondent parfaitement aux indications que présentent les phénomènes instantanés de la congestion cérébrale. On préfère ici généralement les saignées locales aux saignées générales.

Les effets de la diminution de la pression atmosphérique se font particulièrement sentir chez les nouveaux-venus dans le pays. Insensiblement, l'économie trouve dans la force vitale antagoniste, les moyens de résister aux influences fâcheuses de l'altitude ; les organes réagissent de manière à produire l'équilibre, et l'acclimatement à la hauteur s'établit. Mais, si lorsqu'on se fixe dans un lieu élevé, l'organisme finit par s'accomoder aux conditions nouvelles dans lesquelles il se trouve, ce n'est pas sans subir quelques troubles, quelques mouvements anormaux ; l'équilibre ne se fait qu'après de nombreuses oscillations et le calme est souvent précédé d'agitations plus ou moins dangereuses.

Une conséquence moins importante de la diminution de la pression atmosphérique, dont nous ne parlerons que pour en constater l'existence, c'est la difficulté de la musculation dans la marche.

Aux abords de Constantine, le sol est irrégulier et accidenté; lorsque les promeneurs suivent les rampes qui conduisent à la ville. ils remarquent que l'ascension en est pénible et fatigante. Cet effet est surtout sensible aux personnes valétudinaires et aux convalescents affaiblis : il leur semble qu'ils ont aux pieds de lourdes chaussures qu'ils ont peine à traîner. C'est qu'à cette hauteur les difficultés de la montée sont déjà sensiblement augmentées; la pression atmosphérique ne faisant plus équilibre aux membres inférieurs, ceux-ci ont acquis une pesanteur insolite, et la marche exige de plus grands efforts musculaires.

Tels sont les résultats les mieux justifiés de la diminution de la pression atmosphérique. Il y en a d'autres sans doute dépendant de la même cause, mais ils restent confondus avec ceux qui reconnaissent pour cause l'altitude.

---

## DE LA TEMPÉRATURE.

La température moyenne annuelle de Constantine est de 16°,7.

Cette ville étant sous la même latitude qu'Alger, il n'est pas sans intérêt de comparer la température de l'une avec celle de l'autre. Dans ce but, nous avons dressé le tableau suivant, qui représente leurs températures annuelles et saisonnières respectives :

| | Année. | Hiver. | Printemps. | Été. | Automne. |
|---|---|---|---|---|---|
| Constantine. | 16,7 | 7,4 | 14,4 | 23,4 | 18,6 |
| Alger...... | 19 | 12,4 | 17,2 | 23,6 | 21,4 |

Dans cette comparaison, on remarque que la moyenne annuelle de Constantine offre une différence en moins de 2°,7 avec celle d'Alger. Cette donnée est justifiée par le calcul. On admet que la température des lieux élevés diminue généralement d'un degré par 191 mètres de hauteur. Mais la disposition du terrain fait varier ce résultat. Lorsque le sol monte doucement et qu'il présente des gradins successifs, la diminution n'est que d'un degré pour 285 mètres. C'est le cas de Constantine. Or la hauteur moyenne de cette ville est de 613 mètres au-dessus du niveau de la mer. Cela doit donner un abaissement de température de 2°,6. Ce résultat concorde parfaitement avec l'observation, comme le démontre le tableau suivant :

| | Constantine. | Alger. |
|---|---|---|
| Température annuelle moyenne..... | 16,7 | 19 |
| Différence résultant de l'altitude .... | 2,3 | |
| | 19,0 | 19 |

Une autre différence qu'il importe de signaler, c'est qu'à Constantine il fait plus froid en hiver et plus chaud en été qu'à Alger. Cela se conçoit, parce que le climat de cette dernière est un climat maritime qui la rapproche des climats constants.

L'influence de l'altitude ramène Constantine, qui est à 36° 4' de latitude, au climat de Naples, qui est par 40° 50'. Ces deux villes ont la même température moyenne annuelle. D'après cette remarque, on serait tenté de considérer Constantine comme un pays tempéré. Ce serait à tort : en effet, comme la moyenne de l'été y est plus élevée, et celle de l'hiver plus basse qu'à Naples, il en résulte une moyenne annuelle semblable pour les deux villes, bien que le climat de Constantine soit plus chaud en réalité. La comparaison suivante le démontre :

| | Mois le plus chaud. | Mois le plus froid. |
|---|---|---|
| Constantine........... | 6°,7 | 27°,8 |
| Naples............... | 9°,2 | 25°,5 |
| La différence pour Constantine est de... | | 21°,1 |
| Elle est pour Naples de ............... | | 16°,3 |

Ces rapprochements mettent en évidence ce fait : que la température annuelle moyenne ne caractérise pas à elle seule le climat d'un pays. Il faut tenir grand compte des maxima et des minima que présentent les moyennes des différents mois de l'année. Ce n'est qu'à l'aide de ces températures extrêmes que l'on peut établir avec précision la situation isotherme d'une localité. Il est vrai qu'en se tenant dans ces conditions, il est difficile de conserver les zones de M. Boudin.

Les moyennes mensuelles permettent aussi de suivre la marche de la température dans tout le cours d'une année. Nous en donnons ici le tableau pour Constantine, d'après les observatiions de dix annéss :

| | |
|---|---|
| Janvier........... | 6,7 |
| Février........... | 7,7 |
| Mars............. | 9,8 |
| Avril............. | 14,6 |
| Mai.............. | 18,7 |

| | |
|---|---|
| Juin ............ | 23,9 |
| Juillet........... | 27,8 |
| Août............. | 27,4 |
| Septembre........ | 24,2 |
| Octobre.......... | 19,7 |
| Novembre........ | 12,0 |
| Décembre........ | 8,1 |

Nous avons dressé de ces données une représentation graphique que l'on trouve annexée à ce travail. On voit, d'après cette figure, que, depuis le mois de janvier, la température moyenne va croissant avec lenteur jusqu'au mois d'avril. A partir de mars, elle augmente rapidement jusqu'au mois de juillet, où elle atteint son maximum ; elle reste stationnaire au mois d'août, commence à décroître au mois de septembre, et suit en descendant la même marche qu'en montant. En janvier, elle arrive à son minimum. On voit que les mois les plus froids sont : décembre, janvier et février; les mois les plus chauds, juin, juillet et août.

Le plus grand froid à Constantine ne descend guère à plus de 1 à 1 5/10 — 0 ; la plus grande chaleur s'élève quelquefois jusqu'à 40 degrés centigrades.

A la hauteur de la ville, les oranges et les citrons ne mûrissent plus et gèlent en hiver ; la vigne y gèle aussi fort souvent. Cela n'a rien de surprenant quand on sait que certains végétaux succombent au froid produit par le rayonnement, bien que l'air ne soit pas descendu à 0.

La température élevée est bien plus préjudiciable encore aux végétaux que le froid. Les plantes herbacées qui croissent au soleil ne résistent pas à son action, dès que la température moyenne s'élève à 25 degrés. Leurs tiges jaunissent et meurent desséchées; leurs racines seules subsistent encore. Les arbres fruitiers des climats tempérés croissent assez bien à Constantine, quand ils sont irrigués; mais leurs fruits ne tardent pas à dégénérer. Les abricots, les pêches, les pommes et les poires s'étiolent, se rabougrissent et perdent leurs qualités. Les abricots, réduits à la grosseur d'une petite noix, deviennent acides à ce point qu'ils servent de condiments chez les Arabes. Les pêches perdent leur parfum et leurs vives couleurs ; les pommes et les poires deviennent dures et pierreuses. Tous ces fruits se décolorent et prennent des teintes sombres. Le raisin devient tellement sucré, qu'il n'est plus bon qu'à figurer au dessert. Le vin qui en provient est lourd, épais et d'une saveur peu agréable. Ce n'est pas à dire pour cela qu'à Constantine on ne mange pas de bons fruits, mais ce sont des fruits d'arbres jeunes, qui n'ont pas encore subi l'influence du climat. Plus tard, la prévoyance, l'activité, l'intelligence des colons devront réparer les dommages causés par la température, et remplacer les arbres à mesure qu'ils auront dégénéré.

Les arbres fruitiers les mieux appropriés au climat de Constantine sont : les grenadiers, les figuiers, les oliviers, les cactus opontia, les mûriers, les amandiers, les jujubiers et quelques autres. Le dattier et le bananier n'y portent pas de fruits qui mûrissent. Les oranges, les citrons et autres fruits des aurantiacées ne viennent en maturité que dans les bas-fonds de la banlieue.

Les arbres forestiers font entièrement défaut à Constantine; non-seulement il n'y a pas de forêts, on n'y voit pas même de broussailles. Il est probable que les fougères arborescentes, les mélastomacées, les laurinées, les magnoliacées, les conifères, les chênes-verts, les chênes-liége, y croîtraient parfaitement. On trouve en abondance sur les bords des ruisseaux un joli arbuste des apocynées, le laurier-rose aux fleurs d'un pourpre éclatant; on y voit aussi l'aloës aux hampes élevées, semblables à des asperges gigantesques.

---

## DE L'HUMIDITÉ.

En Algérie, la quantité d'eau contenue dans l'air est en général plus grande qu'en Europe, à cause de la température plus élevée qui y règne. Cependant il n'en est pas ainsi à Constantine : l'altitude diminue les effets de la latitude, et la ville se trouve ramenée à des conditions plus conformes à celles d'Europe. En est-il de même pour l'humidité : c'est une question qui reste à résoudre. Tout le monde sait que ce n'est pas de la quantité absolue d'eau contenue dans l'air que dépend la plus ou moins grande humidité, mais bien du degré de saturation auquel il se trouve. Les mots de sécheresse et d'humidité n'indiquent donc que le degré de saturation de l'air. C'est toujours dans ce sens que je les emploierai ici.

Sur les côtes, l'humidité de l'air est aussi grande que possible. Elle diminue à mesure qu'on pénètre dans le continent, et d'autant plus encore que les localités sont plus élevées. Voilà pourquoi il y a tant de différence entre l'humidité de l'air à Alger, Bône et Philippeville, et celle de Constantine.

Dans les villes maritimes, la saturation de l'air, combinée avec la chaleur atmosphérique, se traduit par des phénomènes remarquables : les vêtements se pénètrent d'humidité ; les chaussures moisissent ; les objets de fer se rouillent dans les appartements ; les matières alimentaires se putréfient. En été, la peau se mouille d'une sueur abondante qui ne sèche pas ; la face, les mains, sont toujours ruisselantes : sans cesse il faut avoir le mouchoir à la main pour les essuyer. Rien de plus incommode que cet état de transpiration incessante. A Constantine, cet effet n'a pas lieu. Il n'y a pas non plus une sécheresse comparable à celle des contrées situées plus au sud. Ces résultats subissent d'ailleurs de nombreuses variations diurnes, mensuelles, saisonnières et accidentelles.

Les variations diurnes suivent les phases de la température, auxquelles elles se subordonnent : quand la température s'abaisse, la quantité absolue de vapeur diminue, mais l'humidité augmente. C'est le contraire quand la température s'élève. Conséquemment, c'est le matin, avant le lever du soleil, que l'humidité atteint son maximum. A mesure que le soleil s'élève, la quantité de vapeur d'eau augmente, mais l'air s'éloigne de plus en plus du point de saturation, jusqu'au moment où la température atteint son maximum. Au mois de février, c'est à deux heures de l'après-midi que l'humidité est le moins considérable. Au mois d'août, c'est à trois heures.

Il va sans dire que les variations mensuelles de l'humidité sont soumises aux mêmes lois qu'en Europe. Le mois le plus froid de l'année est aussi le plus humide, comme le mois le plus chaud est le plus sec. Conséquemment, c'est en janvier que règne la plus grande humidité ; c'est en juillet que la sécheresse est la plus grande.

La sécheresse de l'air est, après la chaleur, l'influence météorologique la plus remarquable du pays.

En été, par l'effet combiné d'une température excessive et d'une sécheresse extrême de l'air, la terre abandonne la plus grande partie de l'humidité nécessaire à la végétation. Les plantes jaunissent, se flétrissent, et ne vivent plus que par les racines. Toute la nature est couverte d'une teinte jaune qui constitue la livrée climatérique du pays. L'époque dont il s'agit commence au mois de juin et finit en octobre, lorsque les premières pluies surviennent. La sécheresse de l'air et du sol établit pour tous les êtres vivants une conformité de situation digne de remarque. Pendant que les plantes languissent, les animaux souffrent, et l'homme lui-même éprouve de graves incommodités, comme on le verra plus loin. Cela se conçoit quand on réfléchit que l'humidité est tellement indispensable au maintien de la vie, que l'homme périrait s'il se trouvait au milieu d'un air suffisamment desséché.

Parmi les causes accidentelles des variations de l'humidité, il faut placer en premier lieu la direction des vents. La plus grande humidité a lieu par le vent du nord, et la plus grande sécheresse par le vent du sud, quoique ce dernier renferme une quantité absolue de vapeur beaucoup plus grande que le précédent. La différence entre les deux est considérable, parce que le vent du nord nous vient de la mer, où il s'est chargé d'humidité, tandis que le second nous arrive du côté du Sahara.

Du mois d'octobre au mois d'avril, c'est-à-dire pendant les six mois d'automne et d'hiver, le vent du nord et celui du nord-ouest dominent; mais au printemps et en été, c'est le vent du sud-est qui règne presque exclusivement. Ce phénomène a quelque chose qui étonne, car la province de Constantine se trouvant enserrée entre le Sahara et la mer, la différence d'échauffement de ces régions devrait établir un courant d'air se dirigeant constamment de la mer au désert. Il n'en est pas ainsi cependant. Cela s'explique par la configuration du terrain : le sol monte sans cesse depuis la mer jusqu'à Batna. Il est probable que c'est l'altitude de cette dernière contrée qui détermine un courant descendant qui suit la pente en se dirigeant vers la mer. En hiver, la latitude reprend son influence, et le vent du nord à son tour devient dominant. C'est ainsi que se comporte le vent dans les régions inférieures; mais dans les régions élevées le vent soufle presque constamment du nord-est, sans distinction de saison, se dirigeant de la région la plus froide à la plus chaude.

A Constantine, le vent soufle fortement 180 fois par an. C'est la moitié des jours de l'année. Sur ce nombre, le nord-ouest souffle 32 fois, le sud-est 92 fois. Si l'on classe les vents suivant les directions indiquées par les points cardinaux, on reconnaît que la fréquence des vents du sud sont à ceux du nord comme 2 : 1. Il y a donc à Constantine un système de vents à peu près réguliers : le sud-est qui domine dans les six mois de la saison chaude, et celui du nord-ouest qui domine dans les six mois de la saison froide.

A Constantine, comme dans les autres contrées de l'Algérie, il règne accidentellement un vent du sud-est, qui s'accompagne d'une sécheresse extrême de l'air et d'une chaleur des plus intenses : c'est le siroco. Il ne faut pas confondre ce vent avec celui du sud-est qui soufle en été. Le siroco est le vent du désert, tandis que l'autre nous vient des plateaux élevés situés dans la même direction. Le siroco n'a généralement qu'une durée d'un à trois jours.

Les brouillards sont très-communs à Constantine, comme dans tous les lieux élevés. On en a compté jusqu'à 90 dans l'année 1860. Ils se produisent le plus souvent en hiver par le vent du nord-ouest; cela s'explique naturellement : le vent du sud-ouest, venant de la mer où il s'est chargé d'humidité, passe sur les montagnes de la Kabylie toujours couvertes de neige en hiver, et s'y refroidit considérablement ; suivant sa direction première, il arrive sur le gradin de Constantine dont la température est plus élevée. Les vapeurs émanées du sol, ne pouvant se dissoudre dans un air saturé, se réduisent en brouillard. Le même phénomène se produit sur le sommet du Chettabah dans les temps pluvieux ; aussi les habitants de Constantine prédisent-ils la pluie quand cette montagne se couvre de brouillard.

Un brouillard d'une autre espèce, un brouillard sec, nous arrive fréquemment du côté opposé dans la saison chaude : c'est la callina qui accompagne toujours le siroco ou vent du désert. Si l'on sort de la la ville par la porte Valée quand le siroco règne, on éprouve une sensation de chaleur très-intense, comme si l'on se plaçait à la bouche d'un four. Immédiatement les yeux et les fosses nasales se dessèchent. La conjonctive, dans le jeu des paupières, frotte rudement contre elle-même, et donne la sensation de petits graviers qui auraient pénétré dans sa duplicature. Bientôt on ressent une vive ardeur dans la poitrine, dont les mouvements respiratoires deviennent plus fréquents. La bouche et la gorge se dessèchent, et la soif se fait sentir. La peau, malgré la chaleur intense qui règne, reste sèche et chaude, comme si la sueur était tarie. Lorsqu'on jette ses regards sur l'horizon, on aperçoit comme une vapeur grisâtre répandue sur toute la nature, et qui voile tous les objets placés à distance. Une sorte d'oscillation de l'air fait onduler toutes les formes, et leur donne quelque chose d'indécis, de vague et de fantastique qui rappelle le mirage. Le soleil est obscurci et de couleur rougeâtre. Cependant le vent souffle avec violence, emportant avec lui une substance pulvérulente qui se dépose sur les vêtements. Cette poussière, conjointement avec la sécheresse de l'air, affecte cruellement les yeux et oblige de les tenir constamment fermés. C'est une cause fréquente des nombreuses ophthalmies que l'on gagne en été. Ce brouillard nous vient évidemment du désert, et n'est pas formé de vapeur d'eau, car il n'agit pas sur l'hygromètre. Il est constitué par une poussière fine et légère que le vent enlève aux sables du Sahara.

Il tombe annuellement à Constantine $0^{m},60$ d'eau (moyenne de dix années). Il y a eu 91 jours de pluie en 1859 et 96 en 1860. Il pleut à peu près autant en été qu'en hiver ; mais il y a cette différence que les pluies d'hiver viennent avec suite, tandis qu'en été elles viennent par ondées ou orageusement, et toujours espacées. Les pluies d'hiver, survenant par un temps froid, pénètrent la terre, la fertilisent, et fournissement à l'écoulement des sources, tandis que celles d'été le plus souvent s'écoulent d'une manière torrentielle, et, survenant par intervalles, sont immédiatement dissipées par la chaleur, et n'ont aucune action sur la végétation.

Les pluies d'hiver sont amenées par le vent du nord-est ; celles d'été, par le vent du sud-est. Celles-ci tombent souvent quand le vent du désert cesse de souffler.

Il y a de la neige à Constantine dix jours par an, en moyenne. La grêle n'y est pas rare. Elle est remarquable par sa grosseur. Les orages y sont fréquents. Dans l'année 1860, qui a été très-orageuse, on en a compté vingt-trois. Ils ont lieu principalement en été. Il y a eu dix tempêtes dans la même année. Les bourrasques sont tellement violentes, qu'elles font voler les tuiles des toits, renversent les cheminées, et ébranlent les maisons.

---

## DE LA POPULATION.

La population de Constantine se compose d'Européens et d'indigènes.

La classe européenne est formée de Français venus des départements du midi, d'Italiens, de Sardes, de Maltais, d'Espagnols et d'Allemands.

La classe indigène renferme les Arabes, les juifs et les nègres.

Il y a à Constantine, d'après le dernier recensement, une population de 37,000 âmes, ainsi répartie :

| | |
|---|---|
| Européens............... | 10,360 |
| Musulmans.............. | 22,270 |
| Israélites................. | 4,396 |

---

## DES HABITATIONS.

La ville est partagée en deux parties bien distinctes : l'une, occupée par des constructions européennes, est le quartier français ; l'autre, habitée par les indigènes, est la ville arabe, dont une partie est peuplée par les israélites.

Le quartier français est situé à la partie nord-ouest de la ville, au point culminant du rocher. Le quartier arabe est placé à la partie inférieure de la pente, où il est limité par le ravin.

Cette situation établit pour les Européens des conditions hygiéniques tout à fait différentes de celles que présente la ville arabe. Placée au point le plus élevé du rocher, la ville française est sans cesse battue par les vents, et doit à cette circonstance une remarquable salubrité. Mais il en résulte pour les habitants beaucoup de froid en hiver. Les maladies de cette saison y sont assez nombreuses, à cause des courants aériens qui soufflent constamment du nord-ouest, venant des sommets neigeux de la Kabylie. Il est un quartier de la ville française où les avantages de l'altitude sont largement compensés par les inconvénients qu'elle entraîne : c'est celui qui borde l'escarpement du nord-ouest. En hiver, il y règne toujours un vent glacial. Dans les temps de pluie, les murs des maisons sont si abondamment arrosés par les eaux du ciel, que l'humidité les pénètre profondément, et parvient jusque dans les appartements. Par un heureux dédommagement, la position de ce quartier atténue sensiblement sa température dans les mois d'été.

La ville arabe, au contraire, est abritée de trois côtés : au nord-ouest, par la ville française ; au nord-est, par le Sidi-M'cid ; au sud-est, par le Mansourah ; il y fait moins froid en hiver, mais aussi il y fait plus chaud en été. Si l'on peut se plaindre au quartier français, de ce que, en certains points, on est par trop éventé, on doit regretter, au quartier arabe, de ne l'être pas assez, car la salubrité à beaucoup à y perdre.

La forme du rocher en parallélogramme a déterminé la direction des rues dans le sens de ses côtés. Les rues marchent du sud-ouest au nord-est, et descendent du nord-ouest au sud-est. Il en résulte une disposition remarquable, c'est que les maisons, comme le rocher lui-même, en général, marquent les points cardinaux par leurs angles; conséquemment, elles ont leur façade au sud-ouest, au nord-est, au sud-est et au sud-ouest. Les mieux exposées sont celles qui ont leurs façades au sud-est, comme celles du côté gauche de la rue Damrémont.

En construisant leur ville, les Européens n'ont rien emprunté à l'architecture arabe, en vue de se préserver des influences du climat. On s'en étonne au premier abord, mais on comprend bientôt qu'en imitant les constructions arabes, il fallait sacrifier les conditions de salubrité que l'on recherche avant tout dans les habitations européennes. Dans celles-ci, les familles sont isolées; on est chacun chez soi, bien qu'on habite la même maison. Veut-on chasser de sa chambre les miasmes de l'air confiné qu'elle renferme, on ouvre la porte et la fenêtre : immédiatement un rapide courant d'air traverse l'appartement et le purifie en quelques instants. Presque toujours l'air vient de la rue et non de l'intérieur des habitations, ni des lieux où il pourrait se corrompre. En hiver, quand les chambres sont closes, une forte aspiration exercée par les cheminées force l'air d'y pénétrer et de s'y renouveler sans cesse, au grand avantage de la santé. Mais le mauvais côté de ces constructions, c'est qu'elles sont chaudes en été, parce que l'air chaud y pénètre trop librement. On ne peut habiter, sans trop souffrir de la chaleur, que les étages inférieurs. L'étage placé sous le toit est inhabitable, en hiver comme en été. Malheur au pauvre colon forcé de vivre dans un de ces cachots aériens!

L'étage sous le toit est ordinairement bâti en briques, pour alléger la construction ; les murs ont tout juste l'épaisseur d'une brique posée à plat. Dans les beaux jours d'hiver, le rayonnement des parties supérieures vers l'espace dépourvu de vapeurs, se fait avec tant de rapidité que le refroidissement a lieu en quelques heures jusque dans l'intérieur des appartements. L'air du dedans, saturé d'humidité, vient se refroidir au contact des murs, sur lesquels il dépose une couche d'humidité si abondante que l'eau ruisselle jusque sur le parquet. Les murs en restent imprégnés, et reproduisent les conditions d'insalubrité que l'on reproche aux habitations du rez-de-chaussée. En été, au contraire, le refroidissement nocturne, toujours dominé par la chaleur intense de la journée, ne saurait empêcher les murs de s'échauffer. C'est à ce point que les habitations sont transformées en étuves brûlantes, où le pauvre locataire haletant souffre des angoisses que l'on ne peut décrire qu'à l'aide de certaine comparaison triviale, mais pittoresque, empruntée à l'art culinaire.

Il serait d'un grand intérêt de rechercher pourquoi le peuple conquérant qui occupe le pays barbaresque depuis onze siècles, après avoir détruit les monuments de la civilisation romaine, n'a rien édifié. Une des principales causes, à mon sens, c'est qu'un peuple tenu, par ceux qui le gouvernent, dans l'oppression et la misère, ne peut jamais rien produire. Il n'a pour ressource que la guerre et le pillage, et tombe dans la barbarie. C'est la condition des Arabes dans ce pays depuis leur conquête. D'ailleurs, la mobilité de leur vie pastorale ne leur permettait pas d'avoir des habitations fixes. Ils n'avaient que faire de se bâtir des maisons. L'art des constructions ne saurait fleurir chez un peuple nomade. Aussi le petit nombre de ceux qui pouvaient occuper une résidence, se sont-ils contentés de se bâtir de modestes abris qu'on peut à peine qualifier du nom de maisons.

Pour construire la ville de Constantine, les Arabes ont cherché dans les ruines romaines quelques pierres taillées propres à servir de fondations. Sur ces assises élevées jusqu'à un ou deux mètres du sol, ils ont construit des murs en briques crues, soutenues par quelques tiges de menu bois. On y chercherait en vain quelques pièces de bois d'équarrissage. L'art du charpentier n'y a pas apporté le plus léger tribut. A chaque étage, une couche de rondins choisis parmi les genévriers, à cause de leur résistance et de leur solidité, sert d'appui à une aire de béton qui tient lieu de plancher. Des roseaux enduits de plâtre forment les plafonds, et le tout est préservé de la pluie par un toit de tuiles creuses posées sur un lit de roseaux, et supportées par de simples branches élaguées, assemblées par des ficelles, et servant à la fois de poutres, de solives, de madriers et de lambourdes. Leur quantité fait leur force.

La maison arabe a une forme orientale, en ce sens qu'elle répond aux mœurs et aux coutumes musulmanes. C'est une construction en quatre parties disposées en carré et formant une cour intérieure. Elle n'offre en dehors aucune fenêtre, aucune ouverture autre que la porte d'entrée. Elle prend l'air et la lumière sur la cour seulement. Il n'y a ordinairement qu'un ou deux étages sur le rez-de-chaussée. On aborde les chambres d'habitation par une galerie couverte qui règne à chaque étage et fait saillie sur la cour. Une porte assez large donne accès aux abords des locaux d'habitation : mais il y en a une autre petite, découpée dans la précédente, et qui n'a pas plus d'un mètre carré de surface. La grande ne s'ouvre que pour les chevaux et les mulets ; la petite est destinée au passage des individus de la race humaine, qui généralement ont l'échine flexible. Cette porte, étant très-basse, protége l'intérieur contre les regards indiscrets du dehors, et permet aussi au maître du lieu d'être toujours sur la défensive, car on ne peut entrer qu'en rampant. Un vestibule (la *squifa*) précède toujours l'entrée de la cour, dans laquelle on ne parvient qu'en faisant un détour pour gagner une dernière porte qui, par mesure de sûreté, n'est jamais en rapport avec celle du dehors. Ce vestibule est donc complétement isolé de l'habitation proprement dite. C'est là qu'on reçoit les étrangers, à qui l'accès de l'intérieur est toujours interdit. C'est là aussi que le maître du logis s'abrite l'été contre les grandes chaleurs. Attenant à ce vestibule sont les écuries. Les autres communs occupent le rez-de-chaussée de la maison.

Chaque côté de la construction offre une chambre ouvrant sur la galerie. Il y a donc à chaque étage quatre chambres répondant au nombre de femmes légitimes que le Coran permet à l'Arabe de parquer dans sa maison. Les chambres sont dépourvues de fenêtres, et ne prennent l'air et la lumière que par la porte, qui le plus souvent reste fermée par un rideau. Il y a des réduits dont la porte est tellement basse et étroite, qu'on n'y peut entrer qu'en rampant, et, quand on a pénétré à l'intérieur, on n'y saurait tenir debout, tant le plafond est peu élevé.

Telle est la physionomie générale de la maison arabe. Elle est constituée dans un esprit d'isolement, d'indépendance et de mystère. C'est derrière ce retranchement que l'Arabe établit son despotisme patriarcal, se renfermant dans son égoïsme et vivant seul au milieu de la société. C'est là d'ailleurs qu'il est libre et qu'il serait maître absolu, s'il n'était l'esclave de ses passions. Il nous reste à examiner cette retraite au point de vue hygiénique.

Les maisons arabes ont l'avantage, par leur forme, d'être abritées contre les vents et les intempéries de l'air. Sous le rapport de l'exposition, elles ont à la fois toutes les alternatives qu'on peut craindre ou désirer : telle chambre est bien exposée ; telle autre l'est mal, parce qu'elle est opposée à la première. Les intermédiaires participent de l'une et de l'autre.

Les habitations du rez-de-chaussée, abritées par la galerie du premier étage, ne reçoivent jamais les rayons du soleil. Elles n'ont généralement pour plancher que le sol, et sont fort basses de plafond. C'est pourquoi elles sont froides, humides, sans air ni lumière. Le plus souvent la cour sur laquelle elles prennent jour, est étroite, mal pavée, et baignée par les eaux ménagères, qui y croupissent en mélange avec des détritus organiques. L'été, l'Arabe riche vient chercher la fraîcheur dans ces chambres basses, au risque d'y prendre des rhumatismes, des névralgies, et autres affections produites par l'humidité froide. En toutes saisons les pauvres et les domestiques habitent ces demeures, sans savoir qu'ils y deviennent scrofuleux, rachitiques, tuberculeux, etc.

Aux étages supérieurs, les galeries, au lieu de donner du froid et de l'humidité, ont pour effet d'abriter les habitations contre les ardeurs du soleil et les intempéries de l'air. Mais elles ont toujours l'inconvénient d'empêcher l'accès de l'air et de la lumière : inconvénient fort grave, puisque déjà l'aération des chambres est insuffisante. Elle ne se fait que par la porte, de telle manière que l'air extérieur entre par le bas de cette ouverture, tandis que l'air confiné s'échappe par le haut. Impossible d'y établir à volonté un courant d'air. Conséquemment, en aucun cas on ne peut purifier les habitations des exhalaisons infectes qui s'y sont développées. On y respire un air méphitique dont on ne saurait se défendre. Ce serait le cas d'employer les désinfectants ; mais les Arabes, ne les connaissant pas, sont réduits à masquer les odeurs des miasmes à l'aide de parfums, dont l'usage est trés-répandu, parce qu'il est commandé par la nécessité.

Ainsi que dans les maisons françaises, les locaux placés immédiatement sous le toit, ne sont pas habitables en été. Les maisons arabes les mieux construites, au point de vue de la température, sont celles qui ont, au-dessus du premier étage servant d'habitation, un étage supérieur; celui-ci préserve le précédent de l'échauffement des combles.

En hiver, la température ne varie guère, au rez-de-chaussée et au premier étage, quand celui-ci est surmonté d'un deuxième. La moyenne est de 10° au rez-de-chaussée et de 12° au premier étage. Quant à l'étage supérieur, sa température varie sans cesse d'une quantité considérable; elle subit de nombreuses variations diurnes, nocturnes, d'une journée à l'autre, suivant l'état de l'atmosphère. Pendant que le rez-de-chaussée est à 10 degrés, l'étage supérieur est quelquefois à 1 degré + 0. En été, le rez-de-chaussée donne 22 degrés; le premier étage 25; l'étage supérieur 30 à 40.

La forme carrée des maisons arabes, la nécessité de placer une cour au milieu, font que les chambres sont très-étroites et fort longues. Pour tirer parti de cette longueur, les Arabes établissent à chaque extrémité une espèce de réduit dont ils élèvent le sol à hauteur d'appui. C'est là qu'ils placent à l'abri de toute espèce d'atteinte : 1° le coffre qui renferme leurs vêtements; 2° celui qui contient la fortune mobilière de leurs femmes : leurs dots, leurs toilettes et leurs bijoux ; 3° un élégant support en bois tourné, peint et doré, sur lequel ils rangent leur literie ; 4° des sacs en peau de chèvre contenant la provision de blé pour l'année. Voilà tout leur mobilier.

D'autre part, les Arabes donnent de l'étendue à leurs chambres, en disposant vers le milieu une sorte d'enfoncement en forme d'alcôve, qui prend son développement sur la rue, et empiète sur la voie publique jusqu'à se rencontrer avec la construction opposée.

C'est sur le plancher fait en béton que l'Arabe fait dresser son lit, composé d'un matelas, d'une couverture et d'un petit coussin pour sa tête. Il y couche ordinairement tout habillé ; c'est à peine s'il quitte son bernous même en été. Le plus riche n'a pas de meilleur lit. Un coucher aussi modeste ne s'explique pas par une austère abnégation du confortable, ni par le mépris des habitudes molles et efféminées des Européens : c'est tout simplement parce que dans les pays chauds, un lit par trop mollet, où l'on est enseveli dans une épaisse couche de laine formée de plusieurs matelas, détermine, par l'extrême échauffement du corps, une agitation fatigante qui éloigne le sommeil : telle est la raison pour laquelle les peuples méridionaux couchent ordinairement sur la dure ; ils achètent un repos salutaire par le sacrifice de la commodité.

Mais disons que cette manière de coucher est fort malsaine ; cela va sans dire pour les pauvres diables qui couchent à la belle étoile, mais cela s'applique également à ceux qui couchent dans des habitations. Dans ce cas, un phénomène assez remarquable se produit : la transpiration de l'homme couché pénètre le matelas, traverse la laine sans se condenser, puis, parvenue au plancher qui est toujours froid en raison de la matière qui le compose, elle se réduit en liquide, à ce point que le sol en est humecté. Mais bientôt le refroidissement gagne de proche en proche dans l'épaisseur du matelas; la laine elle-même s'imprègne d'humidité, et l'homme repose sur une couche froide et humide qui lui prépare de nombreuses maladies.

Cette circonstance explique pourquoi l'Arabe fait enlever chaque jour son matelas, et le fait placer sur un support à jours, où il perd son humidité. Cette mesure est salutaire, sans doute, mais il vaudrait mieux la rendre inutile en élevant le lit à distance du sol, comme le font les Européens, chez qui l'utilité des lits en fer et en bois est ainsi parfaitement démontrée.

Le chauffage des habitations privées des Arabes ne s'opère qu'à l'aide d'un fourneau en terre rempli de braise, analogue au brasero espagnol. Cet appareil ajoute encore à l'insalubrité des habitations par les gaz délétères qu'il dégage (acide carbonique et oxide de carbone), et qui sont d'autant plus dangereux qu'on ne saurait les évacuer à volonté faute de courants d'air. Il n'est pas rare que des indigènes logés dans des réduits étroits, s'asphyxient par ce système de chauffage, lorsqu'ils ferment leur porte pour se livrer au sommeil.

Les chaufferettes alimentées par la poussière de charbon, dont les femmes arabes, ainsi que les européennes, font un fréquent usage, offrent les mêmes inconvénients, à un moindre degré; mais il y a pour elles un autre danger : fort souvent des femmes arabes ont été brûlées après s'être endormies ayant une chaufferette sous leurs pieds, parce que ces sortes de fourneaux sont à découvert, et, n'ayant pas l'enveloppe protectrice qu'on leur donne en Europe, mettent facilement le feu aux vêtements. Le moindre inconvénient de ces fourneaux, c'est de produire à la face interne des membres inférieurs, chez les personnes qui en font usage, une marbrure rouge, qui passe insensiblement au noir, et prend un aspect fort désagréable à l'œil.

Les Arabes ne s'éclairent qu'à l'aide d'une lampe analogue à nos veilleuses, mais qui, pourvue d'une mèche plus volumineuse, donne une plus grande flamme et conséquemment une plus grande quantité de lumière.

Cette lampe se compose d'un verre à boire, suspendu par un fil de fer au plafond, et qui renferme de l'eau surmontée d'une faible couche d'huile. Un petit support en ferblanc, accroché au bord du verre et plongeant dans l'huile, porte à son extrémité contournée cylindriquement, une petite mèche droite, allongée, rigide, composée de coton cardé, roulé autour d'une mince tige d'herbe sèche (du dis). Ce système d'éclairage, tout-à-fait primitif et élémentaire, produit beaucoup de fumée noire et puante, qui altère la pureté de l'air de la chambre close, et provoque de la céphalalgie, de l'oppression et de la toux. Néanmoius, il a paru aux Européens digne d'être substitué au sale et fétide lampion dans leurs fêtes nationales. Il est d'une préparation facile et peu dispendieuse. C'est un emprunt fait à la barbarie par la civilisation coloniale. Nous doutons qu'il suffise à éclairer les deux peuples sur les avantages qui pourraient résulter de leur rapprochement.

La toiture des maisons arabes est ordinairement fort défectueuse; le manque de bois de charpente dans sa construction, fait qu'elle est irrégulière et offre des inclinaisons très-vicieuses. Formées de tuiles creuses qui ne sont fixées par aucun ciment, par aucun enduit ; elle ne peut avoir qu'une pente peu rapide. Les tuiles y tiennent en place par leur propre poids, supportées par une simple couche de roseaux. Il en résulte qu'elles glissent pour la plus petite cause, et forment des pertuis par où les eaux pluviales pénètrent dans les appartements. Il n'y a pas de maison arabe dont les chambres ne soient inondées lorsqu'il pleut. Le défaut de pente convenable permet aussi au vent de chasser la pluie et la neige en remontant dans les intervalles des tuiles, et de produire ainsi de nombreuses gouttières qui humectent les plafonds et les dégradent sans cesse.

Les lieux d'aisances sont pour les maisons une cause d'insalubrité. Ils sont constitués par un conduit dont l'orifice extérieur est à fleur de terre, et qui, pénétrant dans le sol, va s'aboucher à un égout public. Ici, point de fosse fixe ni mobile. Les immondices tombées dans le conduit s'écoulent incessamment, par une pente ménagée à cet effet, jusqu'à l'égout principal. Il suffit, pour le nettoiement de ce canal, d'y verser une certaine quantité d'eau. Il s'obstrue cependant lorsqu'on y jette des corps étrangers solides. Aucun appareil ne tient l'ouverture extérieure fermée, et les gaz remontent librement vers les habitations. Le sol de l'endroit, toujours mal pavé, s'imprègne de matières fétides et corrompues. Le cabinet qui abrite ce réceptacle est formé de deux murs latéraux dont l'intervalle reste béant, si ce n'est qu'un rideau insuffisant en ferme quelquefois l'ouverture. A part ce qu'il y a de malséant dans ce mode de construction, on comprend que les latrines soient un foyer de méphitisme inépuisable, qui répand dans la maison les exhalaisons les plus malsaines.

Les Arabes vivent dans ces retraites comme dans des tanières. Ils y contractent les maladies qui résultent de l'humidité, de l'insuffisance de l'air respirable et de l'absence de la lumière. Les femmes y perdent leur fraîcheur avec la santé, et, le climat aidant, vieillissent avant l'âge de manière à justifier jusqu'à un certain point la polygamie. Les enfants y deviennent scrofuleux, rachitiques et phthisiques.

Dans le quartier juif, les indigènes occupent des maisons bâties sur le même modèle que celles des Arabes. Ces maisons, mal entretenues, ont des cours pavées de cailloux informes, sans inclinaison convenable pour l'écoulement des eaux, sans caniveaux ni conduits pour les évacuer. De sorte que les eaux ménagères et les eaux de pluie séjournent dans les anfractuosités, et y croupissent en exhalant des miasmes infects. Généralement, les maisons juives sont dépourvues d'écuries. Comme il y a toujours quelque locataire qui fait commerce de laitage, presque toujours une vache avec son veau occupent le vestibule de la maison, et gênent le passage, à ce point qu'il serait bon d'inscrire à la porte, au lieu de *Cave canem*, *Cave vaccam*. Les immondices de ces animaux contribuent encore à la malpropreté et à l'insalubrité de la maison.

---

## DE LA VOIRIE.

Les rues de Constantine sont peu régulières dans le quartier français. Ce défaut de régularité exclut la monotonie, mais il a l'inconvénient de favoriser la malpropreté. Tous ces angles rentrants, ces enfoncements, ces impasses que l'on rencontre à chaque pas, ne peuvent être nettoyés avec la même facilité et le même soin, que les parties mieux situées pour la surveillance. Ces irrégularités se prêtent trop bien à l'indécente habitude que prennent les hommes d'uriner contre les murs. Elles nécessitent l'établissement d'urinoirs publics, qui ne remédient que fort incomplétement à l'abus malséant dont je viens de parler. Aussi la ville de Constantine est-elle pourvue d'un grand nombre de ces réceptacles infects que l'on ne rencontre guère dans les villes modernes, à cause de la régularité de leurs rues.

Les rues arabes sont tortueuses, étroites, obscures, et surmontées d'un grand nombre de constructions en saillie, qui empêchent l'air et la lumière d'y pénétrer librement. Elles sont froides et sombres en hiver ; mais, en été, elles conservent une fraîcheur qui permet de les parcourir agréablement dans les jours de grande chaleur.

Les rues de Constantine sont en général pavées, soit avec des cailloux roulés tirés du poudingue du Coudiat-Aty, soit avec des grès obtenus des blocs erratiques de la même provenance. Les plus fréquentées cependant sont garnies de macadam. Nous ne comprenons pas bien cette combinaison. Le macadam produit beaucoup de boue en hiver et beaucoup de poussière en été. En outre, il exige pour les voitures, dans ses conditions les plus favorables, une force de tirage bien plus considérable que le pavage. Ce sont autant d'inconvénients qui ne sont compensés par aucun avantage sérieux. Il peut y en avoir quant au bruit, à l'usure des voitures, à la conservation des chevaux ; mais, pour un espace borné, c'est une question secondaire. La question d'économie seule pourrait décider du choix du système. Mais, à Constantine, nous croyons qu'il serait plus économique de paver que de macadamiser. En effet, les pavés ne durent pas moins de vingt ans dans les quartiers fréquentés de Paris, pourvu qu'ils soient relevés à bout tous les six à huit ans. Combien ne faut-il pas dépenser pour l'entretien du macadam pendant le même temps !

Les égouts sont d'une influence excessivement grave sur la salubrité d'une ville. On ne saurait apporter, dans leur construction, assez de soin et d'intelligence. Dans le système des eaux de Constantine, on a mis à profit la pente que présente la ville, pour diriger les eaux pluviales et les immondices liquides vers le ravin, et les y précipiter. Il consiste dans un ensemble de canaux dont les principales branches suivent l'inclinaison du rocher, après avoir reçu le contingent des conduits de second ordre. Ces canaux sont couverts ; mais ce sont de simples ruisseaux souterrains, et non des galeries où l'on puisse pénétrer pour le curage. Aussi leur nettoiement ne peut se faire et ne se fait spontanément que par la poussée des eaux, dans les grandes pluies et les orages. Ce nettoiement se fait d'autant mieux que la pente du radier est plus rapide. Mais l'exagération de la pente a aussi ses inconvénients : s'il se fait quelque part une obstruction, la masse de matières qui pèse sur toutes les parois du canal, comme sur l'obstacle lui-même, détermine parfois des ruptures par lesquelles s'échappe un torrent de liquide, capable d'inonder en un instant une rue tout entière. Cela arrive assez souvent dans les quartiers indigènes. L'impossibilité de pénétrer dans les égouts, empêche aussi fort souvent de reconnaître sur quel point le canal s'est oblitéré ou dégradé. De là des recherches et des tâtonnements excessivement préjudiciables à la prompte réparation des accidents survenus, et conséquemment très-dispendieux. D'autre part, cette réparation ne peut se faire qu'en mettant à découvert la partie endommagée; ce qui cause de nombreux embarras dans les rues, et entraîne pour les habitants de graves incommodités.

Les égouts de Constantine ont pour destination de conduire au ravin, non-seulement les eaux pluviales et les eaux ménagères, mais encore les immondices des lieux d'aisances. Celles-ci s'y déversent par l'entremise de petits canaux qui font communiquer les latrines de chaque maison avec l'égout principal de la rue. Cette disposition paraît très-favorable à la salubrité de la ville, en ce sens qu'elle rend inutile la vidange des latrines, et préserve la population des inconvénients qui y sont attachés. Mais cet avantage est entièrement annihilé par les conséquences de la communication établie entre les égouts de la ville et l'intérieur des maisons. On n'a pas à subir les inconvénients passagers du curage des fosses d'aisances, mais on a à supporter l'invasion incessante de l'air des égouts, devenu plus méphitique encore par son passage dans les latrines. Cette circonstance constitue une des plus graves causes d'insalubrité qui existent dans laville. Les miasmes des égouts, combinés avec ceux des lieux d'aisances, sont extrêmement nuisibles à la santé.

Il y aurait un moyen bien simple de parer à cet inconvénient : ce serait de fermer la communication des maisons avec les égouts, en plaçant dans les latrines, soit une cuvette à l'anglaise, soit un simple tuyau recourbé en syphon. Mais personne n'y songe à Constantine. Nous avons déjà, il y a quelque dix ans, appelé l'attention du comité d'hygiène sur ces faits regrettables. Il serait à désirer que l'autorité gardienne de la salubrité publique, prît des mesures pour obliger les propriétaires à construire les lieux d'aisances de leurs maisons d'une manière plus hygiénique.

Parvenus aux limites de la ville sur le bord du ravin, les égouts principaux précipitent dans le gouffre les liquides qu'ils ont apportés. Mais, comme l'escarpement du Bardo est d'une hauteur considérable, il en résulte que le flot, divisé par sa chute sur les rochers et par la résistance de l'air, se disperse et arrose de larges surfaces avant d'arriver au torrent qui le reçoit. Cet effet se reproduit sur un grand nombre de points à la fois. L'évaporation continuelle de ces eaux fétides a lieu sur les rochers, et dégage une odeur infecte qui se répand au loin, et qui, avec les émanations sorties des tanneries voisines, constitue ce qu'on appelle à Constantine l'odeur du Ravin. On ne saurait douter de l'insalubrité de ces exhalaisons. On se propose de remédier à cet inconvénient au moyen d'un égout de ceinture qui, après avoir contourné la ville, sera dirigé directement au fond du ravin. La construction de la rue Impériale projetée est sans doute l'occasion attendue pour cette amélioration.

---

## ÉTABLISSEMENTS PUBLICS.

Au premier rang des établissements publics de Constantine, il faut placer la Casbah, vaste enceinte fortifiée qui réunit tout l'appareil militaire nécessaire pour une occupation durable : des casernes, un hôpital, un arsenal, une prison. La situation de cet établissement a été l'objet d'un choix exclusif qui répondait aux exigences de la conquête et de sa conservation. Placée sur le point culminant du rocher, la Casbah commande la ville, et surtout le quartier habité par la population conquise. Sa position n'est pas moins favorable à la salubrité des casernes, de l'hôpital et des prisons qu'elle renferme. Sans cesse battus par les vents, de quelque côté qu'ils viennent, les bâtiments sont continuellemeet aérés dans un sens ou dans l'autre : circonstance qui peut avoir quelques légers inconvénients, mais qui offre d'immenses avantages. En effet, dans tous les établissements où il y a entassement d'un grand nombre d'individus, dans les hôpitaux, les casernes et les prisons, une aération sans limite est la condition qui l'emporte sur toutes les exigences de l'hygiène.

Les constructions de la Casbah forment de nombreux corps de bâtiments isolés, indépendants les uns des autres, et largement exposés à l'air et à la lumière. S'ils pèchent par la température, c'est plutôt en moins qu'en excès : il est facile d'y remédier.

L'hôpital en particulier est formé d'un vaste bâtiment précédé d'une longue galerie ouverte, où les malades peuvent prendre l'air sans s'exposer aux intempéries des saisons. De vastes cours déjà ombragées par des plantations, offrent aux convalescents l'exercice salutaire de la promenade, quand le temps le permet. Les dispositions intérieures sont celles que l'on adopte aujourd'hui pour les casernes et les hôpitaux : l'espace est partagé en nombreuses travées qui forment chacune une salle capable de recevoir de douze à seize individus. Il est à remarquer cependant qu'il n'y a pas de salles de malades au rez-de-chaussée. S'il y en a dans les combles de l'édifice, les voûtes épaisses des constructions les préservent d'une trop grande chaleur en été.

La Casbah en général offre les meilleures conditions hygiéniques. On ne pouvait pas faire moins dans un lieu d'élection qui ne laissait rien à désirer.

Les autres établissements publics de Constantine ont tous un air de famille, qu'ils tiennent de ce que les bâtiments qui leur sont provisoirement affectés, sont d'anciennes constructions arabes, plus ou moins heureusement appropriées à leur destination respective. On comprend d'avance qu'ils ne remplissent que fort imparfaitement le but qu'on s'est proposé : le provisoire laisse toujours quelque chose à désirer.

## LE COLLÉGE COMMUNAL.

Le Collége est situé au côté nord-est de la ville, sur le bord du ravin ; il est dominé, au nord-ouest, par la Casbah, tandis qu'il s'élève au-dessus du quartier juif dans la direction opposée, c'est-à-dire, au sud-est. Cette position est assez avantageuse pour la salubrité ; en effet, d'une part, il est défendu contre les intempéries de l'hiver par la partie culminante du rocher et les constructions qui s'y trouvent ; de l'autre, il est à l'abri des émanations méphitiques de la basse ville par sa situation élevée et l'aération qui en résulte. Au midi, rien ne protége l'établissement contre les chaleurs de l'été.

Le Collége est établi dans une vaste maison arabe, formée de quatre bâtiments disposés en carré, avec une cour intérieure. Ces constructions n'ont qu'un étage au-dessus du rez-de-chaussée ; à l'étage inférieur, ainsi qu'à celui qui le surmonte, une large galerie ouverte donne accès aux locaux d'habitation : le tout est recouvert par un toit surbaissé qui ne laisse entre lui et le plafond des appartements qu'un espace étroit parfaitement clos, sans aération possible, et qui ne peut servir à aucun usage. Le plafond n'est formé que d'une simple couche de roseaux, recouverte de plâtre.

Le rez-de-chaussée comprend la salle d'étude, les classes, le réfectoire, la cuisine et les communs. Au premier, sont placés le logement du principal, le dortoir et quelques locaux consacrés à l'étude. On y cherche vainement une infirmerie où les malades puissent trouver le calme et le repos nécessaires à leur état, et qui préserve les élèves bien portants, des maladies contagieuses qui auraient envahi l'établissement : telles que la variole, la rougeole, la scarlatine, etc.

L'étage inférieur, eu égard à sa destination, présente des conditions hygiéniques assez heureuses; car si les rez-de-chaussée sont en général froids et humides, celui-ci n'a pas cet inconvénient à un degré bien prononcé, parce que la maison étant peu élevée, les locaux d'en bas reçoivent assez d'air et de lumière pour n'être pas trop humides ni trop froids; ils conviennent pour les salles d'étude, les classes et le réfectoire ; quant au dortoir, il ne peut être bien placé nulle part dans l'établissement. Le rez-de-chaussée, bon pour être habité le jour, serait insalubre si l'on y couchait; car il faut dans un dortoir un air sec et frais. L'étage supérieur n'est pas plus propre à cette destination, à cause de la chaleur excessive qui y règne en été. Cette circonstance est fort regrettable, car il est malsain de dormir dans une atmosphère chaude, qui congestionne le cerveau, rend le sommeil agité, et épuise par des sueurs excessives. Les malades y sont aussi dans de fort mauvaises conditions; ceux surtout qui sont en proie à une fièvre ardente pour laquelle un air frais et pur serait le meilleur tempérant.

Nous ne savons rien du régime alimentaire auquel sont soumis les élèves de cet établissement ; mais nous ne doutons pas que le réglement administratif ne prescrive celui qui a été fixé par un arrêté du Ministre de l'instruction publique, à la date du 1er septembre 1853, pour les lycées et colléges de France.

Il n'est pas sans importance que les parents et les fonctionnaires à qui la surveillance du régime incombe, soient édifiés sur sa composition; car une alimentation insuffisante est extrêmement préjudiciable à la santé des enfants. Ses inconvénients sont merveilleusement exposés dans un rapport adressé par le professeur Bérard au Ministre de l'instruction publibue ; nous en citerons textuellement un passage :

« Chez l'adulte, les effets d'une alimentation insuffisante peuvent être temporaires; il n'en est pas « de même chez les enfants. Ceux-ci conservent toute « leur vie les traces d'un développement imparfait. « C'est que, dans les premières années, l'aliment ne « doit pas servir seulement à l'entretien, mais encore « à l'accroissement du corps. L'alimentation insuffisante est d'autant plus dangereuse que d'ordinaire « ses effets sont méconnus. Ce n'est pas précisément un état maladif qu'elle occasionne, mais le « corps n'arrive pas aux proportions qu'une meilleure hygiène lui eût permis d'atteindre. L'intelligence sera servie désormais par des organes « débiles et peu capables de lui prêter leur concours. »

*Régime alimentaire des lycées, prescrit par arrêté de M. de Fortoul.*

Art. 1er. — Le poids de la viande cuite, désossée et parée, délivrée à chaque élève, est réglé ainsi qu'il suit :

Pour les grands, 70 grammes par tête et par repas;
Pour les moyens, 60 grammes — —
Pour les petits, 50 grammes — —

Lorsque le repas se composera de deux plats de viande, les deux parts devront peser un tiers en sus du poids ci-dessus fixé.

La part des maîtres nourris dans l'établissement sera de 100 grammes par tête et par repas.

Le vin, suivant sa force, entre pour un quart ou pour un tiers dans la composition de la boisson donnée aux élèves. Il est bien entendu que le pain leur est donné à discrétion.

Art. 2. — Au commencement de chaque semaine, le menu des repas présenté par l'économe, approuvé par le médecin, est arrêté par le proviseur, qui se conformera aux règles suivantes :

Le repas du matin se composera, pour tous les élèves indistinctement : en hiver, d'une soupe ou d'un potage ; et en été, d'une tasse de lait ou de quelques fruits, avec une ration de pain convenable.

Le bœuf bouilli ne figurera dans le menu du dîner que trois fois par semaine au plus, et ce jour-là les élèves auront un second plat de viande.

Lorsque le menu du dîner ne se composera que d'un plat de viande, cette viande sera rôtie ou grillée.

Les jours gras, un plat de viande sera toujours servi au souper.

Les jours maigres, aux légumes aqueux, aux confitures et fruits secs, on substituera, comme second plat, des mets plus substantiels, consistant en poissons, œufs, farineux, etc., etc.

## L'HÔPITAL CIVIL.

L'hôpital civil est une construction hybride, obtenue par le rapprochement barbare de l'architecture arabe avec l'architecture française, et la transformation d'une vieille mosquée en salles de malades. Situé près de la place Rahbet-Essouf, au milieu du quartier indigène, cet établissement est enclavé dans les maisons arabes, dont il ne se dégage que par sa façade et par sa partie latérale gauche, qui longe la rue Ben-Dali-Moussa. Malgré ces mauvaises dispositions, il n'est pas pour cela dans une situation des plus insalubres. En effet, dans ce quartier, les maisons sont placées sur une pente rapide, de telle sorte que chacune d'elles est dominée par celle qui la précède, et surmonte à son tour celle qui la suit. C'est pourquoi, bien que placé dans la basse ville, l'hôpital s'élève encore beaucoup au-dessus des habitations situées au bas de la déclivité.

Le principal corps de bâtiment est formé d'une mosquée, sur laquelle on a élevé une construction française. Il renferme trois salles au rez-de-chaussée et trois salles à l'étage supérieur.

A chacun de ces étages, règne une large galerie qui donne accès aux salles, et facilite l'issue de l'air confiné, lors de l'aération.

Les salles d'en bas ont l'inconvénient d'être froides et humides, parce qu'elles reposent directement sur le sol. En hiver, on remédie au froid par le chauffage; en été, leur fraîcheur est agréable : mais l'humidité est toujours une cause d'insalubrité.

Les salles du haut se trouvent dans des conditions plus favorables : celle du milieu, surmontée d'un vaste grenier, largement ventilé par un courant d'air incessant, qui s'établit par les ouvertures, est à l'abri d'une chaleur excessive. En été, il y aurait peu de choses à désirer, si, au lieu d'un plancher, le grenier était garni d'un épais carrelage, qui, en raison de sa masse, se laiserait bien moins pénétrer par la chaleur que le bois. Mais il faudrait aussi que les deux salles voisines fussent également pourvues d'un grenier.

Le bâtiment neuf, situé sur le premier plan de l'hôpital, consiste en deux salles directement placées sous les combles au premier étage. On aurait peu de choses à reprocher à ces constructions, si, comme celle du vieux bâtiment, on les avait surmontées d'un vaste grenier muni de larges ouvertures, et, plus encore, d'un épais plafond. Dans l'état actuel, elles sont tout à fait impropres à l'usage auquel elles sont destinées. Les malades y subissent une chaleur accablante fort préjudiciable à leur rétablissement, et de laquelle rien ne saurait les préserver.

En général, les salles de l'hôpital civil ne renferment que douze lits chacune. Celles qui sont affectées aux femmes renferment en outre quelques lits d'enfants. Il y a des hygiénistes qui prétendent que les petites salles de malades sont beaucoup plus salubres que les grandes, toutes choses égales d'ailleurs. Sans chercher à expliquer ces faits, nous le tenons pour confirmé par ce qui a lieu à l'hôpital civil, où l'on n'observe presque jamais de ces phénomènes morbides produits par l'entassement d'un grand nombre d'individus dans un même local.

D'autre part, la salle d'accouchement nous offre des résultats qui tiennent du merveilleux, et que nous nous empressons de signaler parce qu'ils peuvent contribuer à éclairer la question dont il s'agit, et fournissent un utile enseignement pour l'hygiène, la pathologie et l'assistance publique.

Depuis douze ans que notre petite Maternité est établie, il s'y est fait en moyenne 60 accouchements par année : ce qui nous donne un total de 720. Nous n'y avons pas observé une seule péritonite ou fièvre puerpérale. Une femme, une seule, après avoir subi un accouchement laborieux, est sortie prématurément de l'hôpital, se croyant guérie, et revint mourir d'une métrite, contractée dans un voyage qu'elle fit à la la campagne.

A quelles heureuses circonstances faut-il attribuer cet immunité surprenante dont jouit notre hôpital : Nous croyons qu'elle tient à ce que :

1° La salle de la maternité est aérée fréquemment dans tous les temps, dans toutes les saisons;

2° Il n'y a qu'un petit nombre de personnes à la fois dans la salle d'accouchement, qui n'est meublée que de quatre lits ;

3° Les femmes accouchées sont abondamment nourries dès le premier jour de l'accouchement.

Nous croyons devoir inférer de la salubrité remarquable des salles de l'hôpital et de la maternité en particulier, que les salles qui renferment un petit nombre de malades sont bien plus salubres que les grandes. Dans un petit local, l'aération est bien plus rapide et plus complète.

Cela prouve que, si les secours à domicile sont les plus avantageux que l'on puisse donner, ceux qui sont administrés dans les hôpitaux peuvent l'être avec des résultats très-satisfaisants, pourvu qu'on place les malades dans des conditions favorables, et qu'au lieu de les entasser par centaines dans d'immenses salles, on les divise en sections de dix à douze personnes seulement, dans des salles séparées et bien aérées.

On ne saurait trop veiller à ce que l'aération se fasse régulièrement et en temps convenable. Le renouvellement de l'air est la principale condition de salubrité des établissements de ce genre. Nous savons qu'une aération largement pratiquée présente quelques inconvénients sérieux ; que des malades peu attentifs se laissent surprendre par le froid lorsqu'on fait entrer l'air extérieur, et contractent des maladies plus ou moins graves. C'est regrettable ; mais l'intérêt individuel doit se taire devant l'intérêt général, et ne peut prévaloir contre la nécessité de l'aération.

On éviterait tous ces inconvénients si, au moyen d'une ventilation artificielle, on pouvait faire entrer dans les salles, de l'air chaud en hiver, et de l'air froid en été ; mais les appareils qui sont employés dans ce but ne sont applicables qu'aux grands établissements, à cause des dépenses qu'ils occasionnent.

Le régime alimentaire de l'hôpital civil est conforme à celui des hôpitaux de Paris.

Tel qu'il est, cet établissement rend de grands services à la population du pays. Dans une colonie nouvelle, où la famille est remplacée en grande partie par une population flottante extrêmement considérable, c'est surtout dans les hôpitaux que l'assistance publique s'exerce avec avantage. Malheureusement, ce genre de secours profite plus aux fainéants qu'aux ouvriers honnêtes et consciencieux. C'est un grave inconvénient ; car, de même que les secours à domicile donnés trop libéralement par les bureaux de bienfaisance, favorisent la paresse, de même l'admission trop facile dans les hôpitaux, contribue à maintenir en subsistance dans le pays, une tourbe de parasites qui lui sont beaucoup plus à charge qu'ils ne lui sont utiles. Il importe cependant que la classe des travailleurs sérieux et honnêtes, trouve toujours, en cas de maladie, les secours empressés qu'elle mérite si bien, en bravant, au profit de la colonie, les rigueurs du climat et tant de causes de maladies auxquelles elle est exposée.

L'hôpital civil reçoit indistinctement les malades de toutes les nationalités. Les Arabes y viennent déjà en très-grand nombre. C'est là, sous le niveau des infirmités et dans l'égalité de la misère, que les races se touchent et pourraient se confondre, si la fusion était possible ; mais il n'en est rien. C'est pourquoi l'on songe à construire des infirmeries destinées spécialement aux Arabes. Espérons qu'en ménageant leurs répugnances, nous nous concilierons leurs sympathies.

## L'ASILE DES ENFANTS.

L'asile des enfants se compose d'un corps de bâtiment carré, formant une vaste salle immédiatement assise sur le sol, et surmontée d'un toit dont elle n'est séparée que par un mince plafond ; c'est dire qu'elle est très-froide en hiver et très-chaude en été. On remédie au premier inconvénient par le chauffage ; mais on ne saurait atténuer le second par aucun moyen. Les propriétés contiguës n'ont pas permis d'y établir des baies bien disposées pour obtenir une aération prompte et facile. On parvient cependant à l'aérer d'une manière assez complète.

Cela n'empêche pas que l'entassement d'un grand nombre d'enfants dans ce lieu, n'y détermine parfois des ophthalmies épidémiques excessivement nombreuses. Il y a quelques années, on s'est vu forcé de fermer l'établissement pendant quelques jours, et de recourir à des mesures d'assainissement radicales. Des accidents de cette nature sont le criterium de l'insuffisance de l'espace, eu égard au nombre d'individus qu'on y place.

Une longue galerie couverte longe l'établissement et offre un abri aux enfants, lorsqu'on leur fait prendre des récréations à l'extérieur, et particulièrement lorsqu'il convient de renouveler l'air de la salle et de purifier celle-ci des exhalaisons malsaines qu'elle peut renfermer.

Une cour plantée d'arbres offre aux petits élèves un ombrage tutélaire, lorsqu'ils se livrent à un exercice capable de développer leurs forces.

Il existe un local accessoire attenant à la grande salle, où l'on place les enfants endormis, et ceux à qui il convient de donner quelques soins.

Une institution d'une aussi grande utilité, où se trouve réunie toute la jeune génération du pays, devrait toujours être largement pourvue d'espace, d'air et de lumière. C'est ce qu'il n'a pas été possible de réaliser dans une ville où tout est à l'étroit, tant elle est resserrée dans d'inextensibles limites.

L'asile de Constantine reçoit chaque jour plusieurs centaines d'enfants. Les dimensions générales de l'établissement sont loin d'être en rapport avec une telle affluence.

---

## LA PRISON CIVILE.

La prison civile est formée de vieilles constructions arabes, accommodées, avec plus ou moins de succès, à l'usage auquel elles sont affectées. Elle est divisée en deux parties bien distinctes : l'une, destinée aux détenus européens, est formée de la réunion de plusieurs maisons arabes ; l'autre, consacrée aux indigènes, est établie dans l'enceinte d'une ancienne mosquée.

La partie attribuée aux Européens offre les dispositions générales d'une maison arabe : bâtiment en carré, cour intérieure, rez-de-chaussée et premier étage, entourés d'une galerie ouverte. L'étage inférieur, ainsi que le supérieur, présentent une rangée de cellules qui ne reçoivent l'air et la lumière que par une étroite imposte garnie de barreaux. Les cellules d'en bas sont froides et humides en hiver. Celles d'en haut sont trop chaudes en été. Les dimensions restreintes de toutes ces cellules ne permettent pas qu'on y renferme plus d'un ou deux individus, sans les exposer à toutes les conséquences de la privation d'air respirable. D'autres locaux sont occupés par les détenus pour dettes ; ils pèchent également par le défaut d'espace.

Quant aux Arabes, ils occupent trois salles qui résultent du partage de la mosquée en trois parties, et qui restent en communication l'une avec l'autre par la partie supérieure de l'espace, parce que les cloisons sont incomplètes. Ces salles reposent sur un sol briqueté, sous lequel existent, dit-on, une citerne et un souterrain, et sont abritées par un toit déprimé qui leur transmet toutes les variations de la température extérieure, bien qu'il soit séparé d'elles par un plafond sur lequel on a répandu une couche de sable, pour empêcher la chaleur de se propager. Dans ces conditions, elles sont nécessairement froides et humides en hiver, chaudes et encore humides en été. De ces deux inconvénients, le dernier est le plus grave : rien de plus mal sain que l'humidité chaude. Les trois salles dont il s'agit ne peuvent contenir que cinquante détenus chacune. Dans les moments d'encombrement, ce nombre a été dépassé de beaucoup. Aussi, pendant plusieurs années, une affection scorbutique épidémique a-t-elle régné en permanence dans la prison. Cela devait arriver, car les trois salles n'en forment réellement qu'une, qui se trouvait renfermer sous le même toit de deux à trois cents détenus. Il y avait là toutes les conditions d'un entassement porté à l'extrême. Le remède était facile : il ne s'agissait que de diminuer de moitié le nombre des prisonniers ; de percer de larges ouvertures qui établissaient un courant d'air permanent dans les parties hautes de l'édifice ; d'obliger les détenus de rester tout le jour dans la cour, et de s'y livrer à l'exercice de la déambulation ou à des travaux industriels ; de les faire coucher sur des lits de camp ; de leur donner une alimentation réparatrice, et quelques légers toniques à ceux dont la santé s'altérait. Telles sont les mesures que l'autorité, sur notre avis, s'est empressée de prendre. C'est ainsi que nous nous rendîmes maîtres du fléau à une époque où l'épidémie sévissait avec intensité. Au moment des grandes chaleurs, nous avons cru devoir prescrire de laisser les portes des salles et des cellules ouvertes la nuit, et même de faire parquer les prisonniers dans les cours.

L'espace manque à la prison civile. Il est impossible d'y établir une disposition convenable des locaux pour séparer les diverses catégories de prisonniers : les Européens des Arabes, les prévenus des condamnés, les enfants des adultes. Ces derniers n'y jouissent pas d'un espace suffisant, et les femmes sont reléguées dans des locaux inhabitables. De tous les établissements publics qu'il est nécessaire de faire passer le plus tôt possible du provisoire au définitif, la prison est certainement celui qui offre l'urgence la plus impérieuse. Nous savons que l'autorité en a compris le besoin, et qu'une prison civile sera bientôt mise en construction

En fait d'infirmerie, il n'y a qu'un dépôt formé d'une chambre meublée de quelques lits, où l'on met en observation les prisonniers qui se sont déclarés malades. Il appartient ensuite au médecin de décider s'ils seront transportés à l'hôpital ou traités à la prison. Je n'ai pas besoin de faire ressortir les inconvénients d'un pareil système, et les embarras qu'il entraîne..

La bonne qualité des subsistances n'importe pas moins que la salubrité des locaux à la santé des détenus. On comprend que la commission de surveillance et le médecin de l'établissement aient à exercer une active vigilance à cet égard.

## L'ABATTOIR.

L'abattoir est situé au pied de la ville, sur le bord du Roumel, près du lieu où le fleuve se précipite dans le ravin. Il est placé dans une dépression de terrain en forme d'entonnoir, directement exposé au midi et entièrement abrité du nord : situation très-défavorable pour un établissement de cette nature. Les constructions qui le composent ont été primitivement destinées à un autre usage. On comprend par conséquent qu'il ait des dispositions intérieures peu conformes aux principes qui président à la construction des abattoirs.

L'abattoir se compose : 1° d'une large enceinte de forme rectangulaïre ; 2° de deux corps de logis placés aux extrémités, et donnant accès à l'intérieur chacun par une porte cochère ; 3° d'un bâtiment intérieur formant l'abattoir proprement dit, séparé des locaux d'habitation par deux cours qu'il faut traverser pour y arriver.

L'abattoir proprement dit se compose de quatre cases d'abat ayant la forme d'un carré long, et latéralement contiguës l'une à l'autre. Ces locaux ont une porte à chaque extrémité, et chacune d'elles ouvre sur une des cours.

La principale condition d'un abattoir, c'est d'être convenablement aéré. Dans ce but, il est de principe que le toit de l'établissement se détache en hauteur des murs qui le supportent, de manière à laisser entre eux et lui, un large espace pour le libre mouvement de l'air. Cette disposition permet d'obtenir une dispersion rapide des exhalaisons de l'abattoir et un abaissement marqué de la température. Dans l'établissement dont il s'agit, l'aération se fait principalement à l'aide d'un courant d'air qui s'établit entre les deux portes opposées l'une à l'autre. En outre, les cases d'abat présentent, à la partie inférieure de leurs murs de côté, des ouvertures destinées à l'éclairage et à la circulation de l'air. Ce sont des fenêtres cintrées, sortes d'impostes, au nombre de quatre par chaque pan de mur. Mais c'est seulement pour les cases d'abat latérales droite et gauche que ces ouvertures sont en communication avec l'extérieur. Les cases d'abat du milieu ne communiquent qu'avec celles qui leur sont contiguës. Ces dispositions, pour n'être pas conformes aux règles hygiotechniques appliquées aux abattoirs, ne laissent pas, cependant, dans l'espèce, que de donner un résultat satisfaisant. Quand le nettoyage de l'abattoir est achevé, on n'y distingue aucune odeur spéciale propre à l'endroit : ce qui prouve que l'aération est suffisante.

Ce résultat doit être attribué, d'ailleurs, en grande partie à la manière dont le lavage s'opère. Non-seulement l'aire de l'établissement est lavée à grande eau jusqu'à ce que toute trace de sang ait disparu, mais les murs eux-mêmes, garnis de ciment, sont nettoyés avec le plus grand soin, à l'aide d'un arrosage en pluie qui se fait par un tuyau placé le long des parois, dans toute leur étendue.

Un système de suspension en fer, solidement fixé dans les murailles, permet, par sa simplicité, une exécution facile aux soins de propreté.

L'abattoir proprement dit laisse donc peu de choses à désirer, au point de vue de la salubrité.

On ne saurait en dire autant de la cour nord. Cet espace, qui est aussi la cour de travail, est momentanément le dépôt des issues des animaux abattus; le sol y est toujours imprégné de sang et d'autres liquides putrescibles. C'est en vain qu'on tente de la nettoyer par un lavage à grande eau : la surface accidentée du pavage empêche que cela ne puisse se faire d'une manière complète. L'eau ne s'écoule qu'à mesure qu'on la pousse à l'aide du balai; elle arrive ainsi, tant bien que mal, à des rigoles anfractueuses d'où on ne l'expulse qu'avec peine. Le pavé, ses interstices, et le sol même, restent mouillés de liquides corruptibles dont la putréfaction, sous l'influence de la chaleur, devient une cause de méphitisme très-prononcé.

Il y a donc urgence de remplacer ce pavage défectueux de la cour de travail par un assemblage de dalles à large surface, unies par du ciment hydraulique, et formant une pente favorable à l'écoulement spontané et facile des liquides.

Dans la même cour, à gauche, existe un appentis où l'on remarque de nombreux appareils de suspension pour les animaux abattus. C'est là que les bouchers, après l'abattage, déposent leurs marchandises pour laisser l'espace libre aux nouveaux-venus. Ce lieu est largement aéré; mais il n'est pas disposé convenablement pour être tenu dans un état de propreté satisfaisante. Le sol, garni de petits pavés carrés simplement unis avec du sable, est perméable au sang et aux autres liquides qui peuvent encore s'écouler des animaux abattus. Aurait-il la pente nécessaire pour que l'eau pût s'écouler, les lavages seraient insuffisants pour entraîner les matières imprégnées dans le sol. Par la même raison, l'entretien des appareils de suspension ne peut se faire d'une manière convenable. Il y aurait lieu de disposer ce local comme l'intérieur de l'abattoir lui-même. Ce serait une amélioration importante à introduire. L'utilité de ce local-annexe de l'abattoir se justifie par le trop peu d'étendue de ce dernier. On abat dans cet établissement soixante-six mille têtes de bétail par année : pour une telle exploitation, il serait nécessaire que l'abattoir occupât un espace deux fois plus grand.

Les cases d'abat sont réparties entre les bouchers de la manière suivante : une case pour les Européens, une case pour les israélites, deux cases pour les musulmans. Mais cette mesure d'ordre est forcément intervertie, quand il y a insuffisance d'espace pour les opérations de l'un ou l'autre peuple.

La situation de l'abattoir est fort préjudiciable à la santé des employés qui l'habitent : la fièvre intermittente y est pour ainsi dire en permanence. Nous avons dit ailleurs, à l'occasion du Bardo, quelles sont les causes de cette insalubrité.

### LE CIMETIÈRE EUROPÉEN.

Le cimetière européen est placé à quelques centaines de mètres de la ville, derrière le Coudiat-Aty, sur un terrain élevé qui s'avance comme un promontoire, dans la vaste gorge ouverte entre le versant est du Chettabah et le flanc ouest du Coudiat-Aty. Le vent du nord-ouest y souffle sans cesse en hiver, tandis que le vent du sud le remplace dans tout le cours de l'été. D'un côté ou de l'autre, un courant atmosphérique rapide s'y fait sentir en toute saison. Conséquemment, les émanations putrides et les gaz produits par la décomposition des cadavres, y sont dissipées aussitôt qu'elles sont parvenues à la surface du sol.

On voit, d'après la direction habituelle des vents, qu'en toutes circonstances les émanations sont emportées loin de la ville, qui se trouve placée à l'est dans une situation opposée. Celle-ci, d'ailleurs, est séparée du cimetière par le monticule du Coudiat-Aty, qui se dresse comme un rideau pour empêcher toute communication fortuite entre les deux régions qu'il sépare. La position du cimetière a été très-judicieusement choisie : il était impossible de faire mieux.

Le cimetière arabe est, relativement à la ville, dans une situation analogue à celle du cimetière français. Bien qu'il soit plus élevé que ce dernier, il est placé un peu moins favorablement que lui pour la salubrité, parce qu'il s'éloigne sensiblement de la direction des vents régnants. Il est à regretter qu'il soit sur un plan très-incliné, parce qu'il est souvent ravagé par les pluies d'orage. Il est arrivé, il y a dix-sept ans, que des tombes récemment fermées ont été creusées par les eaux, à ce point qu'on voyait, par les interstices des pierres tumulaires, des cadavres surnager dans l'excavation où ils étaient renfermés, suivant l'usage arabe. Il est vrai qu'alors la surveillance des cimetières ne se faisait pas comme aujourd'hui, et que les fosses n'avaient pas la profondeur exigée par les règlements français.

Nous n'avons pas mesuré l'étendue du terrain affecté au cimetière européen ; mais, pour une population de dix mille âmes, augmentée de la garnison, il ne doit pas avoir moins de trois mille mètres carrés. Cet espace est nécessaire si l'on veut éviter l'encombrement, et la nécessité d'ouvrir prématurément les fosses, contrairement à la disposition réglementaire qui prescrit de mettre une période de cinq années au moins, entre une première et une seconde inhumation.

Une étendue suffisante, en empêchant les inhumations secondaires trop hâtives, prévient la saturation du sol, c'est-à-dire, cette inaptitude à opérer la putréfaction, de laquelle il résulte qu'on trouve des parties de cadavres encore fraîches, au bout d'un grand nombre d'années.

Le cimetière français est situé au bas d'une pente dont la partie supérieure est occupée par le cimetière arabe. Cette situation, qui n'a aucun inconvénient pour les morts, a quelque chose qui offense la susceptibilité des vivants. Comme le sol est peu perméable, on a prétendu que les eaux pluviales qui ont pénétré le cimetière arabe, sont amenées par la pente du terrain jusque dans le cimetière français, et que, par cette circonstance, la fusion qui n'avait pu se faire entre les deux races à la surface du sol, s'opérait souterrainement, et d'une manière tout-à-fait fraternelle. Il y aurait dans ce fait matière à inductions philosophiques sur l'égalité des humains devant la nature; mais l'esprit de nationalité qui agite les survivants, ne se paie pas de maximes philosophiques; c'est pourquoi nous nous empressons de rassurer sa susceptibilité en déclarant que la déclivité des couches du sol se porte vers la gorge qui longe les deux cimetières, beaucoup plus que dans la direction d'un cimetière à l'autre; conséquemment, que les eaux s'écoulent naturellement dans ce sens, sans établir de communications entre les deux.

Lorsqu'on creuse une tombe, on rencontre toujours une couche de poudingue d'une dûreté telle qu'il est parfois nécessaire d'employer la mine pour l'entamer, ce qui cause de grandes difficultés pour cette opération. D'autre part, le sédiment qui unit les cailloux roulés étant de nature argileuse, empêche la pénétration rapide des pluies dans le sol, de sorte qu'en hiver, il n'est pas rare de voir paraître l'eau, pour peu qu'on remue la terre. C'est encore un obstacle à la régularité du travail de ceux qui creusent les fosses; mais c'est un avantage pour la marche rapide de la putréfaction, car, dans les temps de pluies, les tombes sont envahies par l'eau, et l'on sait que plus un terrain est humide, plus la décomposition est prompte. Cette circonstance offre encore ceci de particulier, c'est que la décomposition des corps sera plus sûrement accomplie au moment de la réouverture des fosses pour de nouvelles inhumations, et que les prévisions relatives à l'étendue du terrain présumé nécessaire à la population, ne seront pas déjouées dans l'avenir.

Le sol du cimetière, bien que situé sur un point élevé, n'offre pas une inclinaison trop rapide; conséquemment, il ne peut pas arriver que dans les pluies d'orages, les sépultures soient dévastées par des courants torrentiels, comme il s'en produit sur les surfaces très-déclives.

Des plantations d'arbres sont de rigueur dans les cimetières ; mais il ne faut pas qu'ils soient trop nombreux, trop serrés, et disposés sans ordre, parce qu'en interceptant la libre circulation de l'air, ils font obstacle à l'évaporation et à la dispersion des miasmes. Ils n'ont pas cet inconvénient quand ils sont plantés régulièrement dans la direction des vents habituels, et qu'ils sont espacés, droits et élancés : ils sont alors un moyen d'assainissement, parce qu'ils absorbent les produits de la décomposition par leurs feuilles et leurs racines. Au cimetière de Constantine, quelques plantations ont été faites, mais elles ont une disposition souvent peu conforme aux indications qu'on s'est proposé de remplir. C'est de droite à gauche qu'il faudrait disposer les rangées d'arbres, c'est-à-dire, dans le sens des courants atmosphériques qui règnent habituellement.

---

## ÉTABLISSEMENTS INDUSTRIELS.

Les établissements industriels sont peu nombreux à Constantine, si l'on excepte les tanneries exploitées par les Arabes, dont la quantité s'élève jusqu'à 90.

Il est à remarquer que ces établissements sont tous dans une situation analogue : tous sont placés aux extrêmes limites de la ville, sur le bord du ravin. Le motif de cette situation réside dans la nécessité de les isoler et de les éloigner le plus possible des habitations. Si les tanneries n'ont pas été repoussées hors de la ville pour cause d'insalubrité, elles en ont été au moins écartées à raison de l'incommodité qu'elles causent à leur voisinage. La plupart d'entre elles confinant au ravin, d'un côté, de l'autre, aux rues parallèles qui les séparent de la ville, se trouvent dans l'isolement le plus complet. Cette situation leur procure de grands avantages : d'abord, la circulation de l'air s'y fait avec une entière liberté, et cette circonstance favorise la dispersion des odeurs qui s'y produisent; les eaux fétides qui ont servi à la fabrication peuvent être évacuées sans avoir suivi un long parcours, et les habitations du voisinage ont moins à souffrir de leur proximité.

Tout serait bien sous ce rapport, si d'autres conditions topographiques ne venaient contrarier ce résultat. Il est à remarquer que les tanneries occupent la partie la plus déclive de la pente rocheuse sur laquelle Constantine est édifiée; il en résulte que quand le vent souffle du ravin sur la ville, les émanations des tanneries sont projetées directement sur les habitations. Les exhalaisons infectes qui s'en échappent se font fortement sentir sur tous les points; ce sont elles qui sont connues sous le nom d'*odeurs du ravin*. Nous insistons sur ce fait; bien qu'il s'échappe du ravin même des exhalaisons fétides fournies par les égouts, l'odeur dite du ravin est plus particulièrement due aux tanneries nombreuses qui bordent le précipice. La ville a d'autant plus à souffrir de la présence de ces établissements, qu'elle est habituellement éventée par une brise de jour qui monte de l'est à l'ouest et lui porte les émanations d'en bas.

Si nous acceptons l'opinion généralement accréditée que les vapeurs des tanneries n'ont rien qui puisse porter atteinte à la santé, nous ne saurions les taxer d'être insalubres. Mais s'il n'y a en elles rien d'insalubre, il y a certainement quelque chose d'extrêmement incommode : c'est leur fétidité. Il importe que ces établissements soient toujours maintenus dans les meilleures conditions de propreté et d'entretien; c'est ce qu'il est difficile d'obtenir chez les Arabes. On trouve dans leurs tanneries des rigoles non pavées, où les eaux séjournent et croupissent; le sol de leurs ateliers est inégal et retient les eaux putrides dans de nombreuses anfractuosités; des amas des matières végétales qui ont servi au tannage, de matières animales rejetées comme immondices, couvrent le terrain et dégagent des émanatious infectes. Ces établissements sont d'une extrême incommodité pour le voisinage, et méritent à ce titre d'être éloignés de la ville. Je crois savoir que cette mesure a été décidée en principe.

---

## MOUVEMENT DE LA POPULATION.

Il nous reste à examiner les influences topographiques que subit l'organisme vivant, au point de vue statique et dynamique, considéré d'une manière générale.

Le rapport des naissances avec la population est :

Pour les Européens, de 1 sur 26 individus ;
Pour les Juifs, de 1 sur 23 —
Pour les Arabes, de 1 sur 35 —

Le rapport de la mortalité est :

Pour les Européens, de 1 sur 28 individus ;
Pour les juifs, de 1 sur 40 —
Pour les Arabes, de 1 sur 22 —

On remarque que la mortalité chez les Européens est beaucoup plus considérable qu'en France, puisqu'elle est de 1 sur 28, tandis qu'en France elle n'est que de 1 sur 40 à 44.

Mais aussi, par compensation, les naissances à Constantine sont plus nombreuses qu'en France : elles sont de 1 sur 26 ; en France, elles sont de 1 sur 34. De plus, bien que la mortalité soit plus grande, les naissances la dépassent encore, et la population subit un accroissement marqué.

Il faut observer que la mortalité de 1 sur 28 n'est pas celle qui appartient en propre à la ville de Constantine. Il y a dans ce pays une légion de travailleurs nomades, tous célibataires, qui font prédominer la classe masculine sur la classe féminine. Ces ouvriers, travaillant presque tous à la campagne, se livrent à des travaux pénibles, et subissent les influences délétères du climat.

Or, si les hommes sont plus nombreux et plus exposés, il y a là deux raisons pour que la mortalité soit plus forte parmi eux que parmi les femmes. Ce sont eux qui en font les frais. Si, malgré ces circonstances, qui tendent à augmenter le nombre relatif des décès, la population de Constantine ne laisse pas que de s'accroître, cela semble prouver que la ville en elle-même n'est pas insalubre, et que les résultats défavorables qu'elle présente, lui viennent des campagnes qui l'environnent.

Au nombre des causes incidentes de la mortalité qui sont propres à la localité, il en est une qui pèse particulièrement sur les enfants du premier âge : c'est l'éducation par les nourrices. En France, on a supputé que les trois quarts des enfants mis en nourrice meurent dans la première année de leur naissance. Nous avons tout lieu de croire que, parmi les nourrices européennes à Constantine, les résultats ne sont pas plus favorables ; mais c'est bien pis encore chez les nourrices indigènes. Il résulte de documents authentiques recueillis à l'hôpital civil, que les enfants placés chez les juives meurent dans une proportion si considérable, que, sur une centaine, on trouve à peine quelques survivants. Cette circonstance est devenue un moyen, pour certaines filles dénaturées, de se tirer de l'embarras d'une maternité intempestive. Elles n'ont que faire de mettre leurs enfants à la charge du département, ou de les exposer sur la voie publique ; elles les tuent légalement par la main d'une nourrice indigène. Nous interprétons cette énorme mortalité par le mauvais régime que l'on fait subir aux enfants.

La nourrice juive élève toujours deux enfants à la fois : le sien et celui qui lui a été confié. Dans sa tendresse de mère, elle laisse prendre au sien tout le lait qu'il veut bien prendre, et, comme il n'en reste guère pour le nourrisson étranger, elle y supplée par des aliments d'une autre nature. L'enfant du premier âge ne doit être alimenté qu'avec du lait. En l'absence du lait de la nourrice, c'est du lait de vache ou de chèvre qu'il conviendrait de lui donner. Mais, pour en acheter, la nourrice dépenserait une partie de ses profits. Ne sachant s'y résigner, elle fait prendre à l'enfant les aliments de la famille, aliments grossiers qu'il est incapable de digérer. Cette nourriture, qui n'est pas de son âge, ne tarde pas à troubler ses fonctions ; la diarrhée survient ; il tombe dans le marasme, et meurt en quelques semaines.

Tandis que les Européens perdent 1 individu sur

28, la mortalité chez les israélites n'est que de 1 sur 40. C'est à peu près le même rapport que dans le nord de la France. On cesse de s'en étonner en réfléchissant que parmi eux la population ne recrute rien à l'extérieur : elle est fixe, homogène et dégagée de toute influence étrangère. C'est là que l'on peut juger des véritables conditions statiques et dynamiques de la ville de Constantine.

Les naissances israélites sont dans la proportion de 1 sur 24 individus. Conséquemment, chez eux la mortalité est très-faible et les naissances très-nombreuses ; aussi la population y prend-elle un accroissement très-rapide.

Ces faits nous paraissent démontrer par induction que, si, chez les Européens, on déduisait la population flottante qui contribue pour une si grande part à la mortalité, et pour si peu à la reproduction, la mortalité se rapprocherait beaucoup de celle qu'on observe chez les israélites, et que les naissances s'y trouveraient conséquemment dans un rapport analogue.

L'absence d'une population flottante n'est pas la seule cause qui contribue à la prospérité de la population juive. Le groupe des israélites de Constantine est bien une fraction du peuple béni de Dieu. Il vit comme le guy sur le chêne, recevant beaucoup de l'arbre auquel il est implanté et lui rendant fort peu. Le contingent de travail qu'il apporte à la société, s'obtient dans un ordre d'occupations douces et sans périls. Chez les israélites, point de ces travaux qui exigent de grands mouvements du corps, de violents efforts musculaires, et pour lesquels il faut braver le froid, le chaud et toutes les intempéries de l'air. On n'y rencontre point de forgerons, de maçons, de charpentiers, de serruriers, de menuisiers, ni autres artisans qui dépensent beaucoup de forces, essuient beaucoup de fatigue et répandent beaucoup de sueurs. L'usage de la pioche, de la charrue et de la hache leur est inconnu. Leur industrie est toujours de nature à être exercée sous un toit, sans efforts et sans fatigue, à l'abri des influences atmosphériques qui peuvent porter atteinte à leur santé; toujours assis par terre, l'ouvrier ne court pas même le risque de tomber de sa hauteur. En outre, comme la consommation est proportionnée à la dépense des forces, il en résulte que l'israélite mange peu, vit avec économie, et cependant souffre moins des privations que l'Européen, qu'un travail actif oblige à une nourriture abondante.

D'après ce qui précède, on comprend que la mortalité ne pèse pas plus sur les hommes que sur les femmes, attendu que les uns et les autres vivent dans les mêmes conditions. C'est pourquoi la mortalité est infiniment moins grande chez eux que chez les Européens, dont la classe ouvrière exécute des travaux pénibles, qui sont pour elle une cause incessante de destruction prématurée.

On comprendra aussi qu'il n'y a jamais prédominance du nombre des femmes sur celui des hommes, comme on l'observe en France par suite de la mortalité qui pèse sur ces derniers. Conséquemment, point de femme qui soit fatalement condamnée au célibat, car il y a place pour tous dans le mariage. Aussi les naissances sont-elles plus nombreuses que dans les autres nationalités. L'histoire de chaque famille juive pourrait invariablement se terminer comme les contes de Perrault : « Ils furent heureux, vécurent longtemps, et eurent beaucoup d'enfants ».

La mortalité chez les Arabes est beaucoup plus considérable que dans les autres nationalités. Elle est de 1 sur 22, et, par contre, les naissances y sont moins nombreuses : de sorte que, si cet état se perpétue, la population arabe est condamnée à disparaître dans un court espace de temps. Ces deux faits coïncident, parce qu'ils sont corrélatifs et dépendent de la même cause : cette cause, c'est la misère.

Le peuple arabe est généralement dans une misère profonde. C'est une amère dérision que de vanter sa sobriété : on ne saurait lui faire un mérite de la pauvreté qu'il subit contre son gré. L'Arabe est sobre comme le renard de la fable : il fait un repas d'un morceau de courge, de concombre, d'une poignée de dattes, d'une tasse de lait aigre avec un peu de pain ; mais donnez-lui une pitance meilleure, et voyez s'il la dédaignera. Les malades de cette nation qui sont reçus dans nos hôpitaux, s'ingénient à y rester le plus longtemps possible, à cause du confortable qu'ils y trouvent. Nous avons entendu un Arabe sorti des tirailleurs algériens exprimer de vifs regrets à l'endroit de l'excellente soupe qu'il mangeait au régiment.

La présence des Européens en Algérie, en élevant le prix des objets de consommation, a été fort préjudiciable aux Arabes. Le commerce des blés et des laines a bien pu enrichir les grandes familles qui possèdent, mais le reste de la population est tombé dans un profond dénuement qui l'épuise et le mène à une ruine rapide.

De ce que les naissances sont moins nombreuses chez les Arabes que chez les autres peuples qui vivent dans les mêmes conditions topographiques, on pourrait inférer que c'est un résultat de la polygamie. Ce serait une erreur, car, à Constantine, les Arabes sont trop pauvres pour avoir plusieurs femmes. La polygamie y est une rare exception. La diminution des naissances dépend, nous l'avons dit plus haut, du même principe que la mortalité. Aussi, toutes les fois que la mortalité augmente, les naissances diminuent. Ce fait a été constaté par nous dans toutes les nationalités ; il mérite une profonde méditation.

Beaucoup d'auteurs prétendent que les filles naissent en plus grand nombre que les garçons dans les pays chauds, et ils considèrent ce fait comme une des causes de la polygamie. La statistique nous apprend qu'en France on compte 105 garçons pour 100 filles. A Constantine, chez les Européens, c'est tout le contraire : il y a 105 filles pour 100 garçons. Ce fait justifierait l'opinion que nous venons de rapporter, si, d'autre part, elle n'était pas démentie par un fait bien inattendu : chez les Arabes, il naît beaucoup plus de garçons que de filles. La proportion est bien plus grande encore qu'en France, car on compte 112 garçons pour 100 filles. Le fait allégué par les auteurs ne serait donc vrai que pour les Européens. Conséquemment, les conclusions qu'on en a tirées sont fausses. D'ailleurs, on pense généralement, en Algérie, que la principale cause de la polygamie, c'est que, dans les pays chauds, les femmes sont vieilles à vingt-cinq ans.

Chez les juifs, il naît aussi un peu plus de garçons que de filles : 102 filles pour 100 garçons.

Le maximum de la mortalité a lieu, pour les Européens et pour les israélites, dans les mois de juillet, août et septembre. Pour les Arabes, il a lieu dans les trois mois d'hiver.

Cela s'explique assez matériellement : c'est en été que la température excessive éprouve les Européens et leur cause des maladies. C'est en hiver, au contraire, que les Arabes ont à souffrir, non pas seulement de la température, mais encore de la misère.

## PATHOLOGIE.

Il n'entre pas dans notre plan de traiter *ex professo* des maladies que l'on peut observer à Constantine. Nous ne ferons que mettre en relief quelques particularités intéressantes au point de vue des influences climatériques auxquelles nous nous trouvons soumis.

### DE LA FIÈVRE INTERMITTENTE.

La fièvre intermittente est fort commune dans l'enceinte même de Constantine. Chose singulière, les habitants de la ville ne le soupçonnent pas, et paraissent fort étonnés quand ils apprennent, de temps à autre, que quelqu'un des leurs a été pris de la fièvre. Ils considèrent le fait comme exceptionnel, tant est grande la réputation de salubrité de la ville. Ce n'est pas sans juste raison qu'elle lui est acquise, à coup sûr ; mais il n'y a nulle part d'immunité absolue pour la fièvre endémique.

Comme la ville ne présente en elle-même aucune condition favorable au développement de la fièvre, il y a lieu de croire que les miasmes pathogéniques lui sont apportés par les vents, des lieux où ils ont pris naissance ; et, si l'on remarque que Constantine est abritée de toutes parts, excepté contre les vents du sud et du sud-est, on peut en inférer, d'une manière assez plausible, que les principes de la fièvre nous viennent de la vallée du Bou-Merzoug.

Cette hypothèse, bien que conforme aux idées reçues, ne peut cependant pas être adoptée sans restriction. En hiver, la vallée du Bou-Merzoug peut bien être l'unique foyer d'où les émanations paludéennes parviennent à la ville ; mais, en été, il n'en est pas ainsi : les miasmes arrivent de tous les côtés.

Développons notre pensée :

La fièvre intermittente qui règne endémiquement en Algérie, est improprement appelée paludéenne : car elle existe en dehors des localités marécageuses, sans qu'il y ait stagnation, ni croupissement des eaux, dans les lieux où l'on ne trouve rien de la flore ni de la faune des marais. En constatant ce fait, nous ne voulons pas nier qu'il y ait des fièvres paludéennes en Algérie ; partout où il y a des marais, il y a des fièvres intermittentes. Mais nous croyons savoir que les espaces dépourvus de marais, où la fièvre règne en permanence, sont infiniment plus étendus que les pays marécageux. Nous ne nous sommes pas laissé abuser par des observations trop superficielles, et nous n'ignorons pas qu'il y a des marais sur des montagnes, et des marais souterrains qui peuvent rester méconnus. Nous en avons des exemples près de nous : le Djebel-Ouach (nous l'avons dit ailleurs) est un marais sur le point culminant de la contrée, et le pays de Sidi-Mabrouk est un marais souterrain. Mais nous savons aussi très-pertinemment que, dans de vastes étendues où les cours d'eau et les marais font entièrement défaut, dans des lieux très-élevés d'ailleurs, la fièvre règne endémiquement. C'est pourquoi nous sommes fondé à dire que l'Algérie tout entière se trouve dans les conditions pathogéniques nécessaires au développement de cette maladie. Nous pensons donc, en principe, que l'endémicité de la fièvre intermittente n'est pas entièrement liée à l'existence des marais, mais qu'elle est plus particulièrement dans la dépendance d'une cause atmosphérique ou géologique permanente, propre au pays, sur lequel elle exerce une influence générale. L'existence des marais ne fait qu'ajouter, sur certains points, à l'insalubrité radicale du pays, comme des ulcères viennent compliquer une affection, qui atteint l'économie tout entière. Quelle est donc cette cause ? A notre sens, c'est, en premier lieu, la température.

Toutes les fois qu'un pays se trouve placé sous une latitude telle, que la température moyenne de l'été s'élève à 25°, il est dans toute son étendue le siége d'une endémie de fièvre intermittente purement climatérique. Toutes les parties du globe qui se trouvent comprises dans la zone isotherme où règne cette température, sont dans les mêmes conditions.

La fièvre intermittente des pays chauds peut être, à bon droit, désignée sous le nom de fièvre intermittente tropicale.

L'observation nous a appris que les années chaudes et sèches sont celles qui engendrent le moins de fièvres, tandis que les années pluvieuses et chaudes donnent lieu à un grand développement de cette maladie. Nous en avons conclu que l'humidité joue un grand rôle dans la production des miasmes qui donnent naissance à la fièvre ; et, comme ces miasmes se produisent indistinctement sur toute l'étendue du pays, nous croyons rationnel d'en tirer les conclusions suivantes :

Toutes les fois que le sol, encore humide des pluies dont il a été arrosé, reçoit l'action prolongée d'une température moyenne de 25 degrés, il dégage les miasmes de la fièvre intermittente.

Quant aux matières végétales et animales qui, par leur décomposition, contribuent à la production de ces miasmes, ce sont celles qni se trouvent naturellement dans le sol, quelque part que ce soit. Il n'y a point de faune ni de flore spéciale aux lieux où se développe la fièvre.

Ces observations jettent une grande lumière sur la pathogénie de la fièvre, et la fait apparaître avec une grande simplicité.

La production des miasmes exige les circonstances suivantes :

Contact prolongé de l'eau avec les matières animales et végétales contenues dans le sol, à une température déterminée par la chaleur moyenne de l'été ; en d'autres termes : fermentation putride des matières animales et végétales contenues dans le sol, à une température élevée.

Il va sans dire que ces conditions se trouvent particulièrement réunies dans les lieux marécageux. Là existent des plantes et des animaux aquatiques, en quantité si considérable, qu'après avoir cessé de vivre, ils constituent d'énormes couches de détritus combustible qu'on appelle la tourbe. Ces matières, humectées de l'eau nécessaire à leur destruction, fermentent activement sous l'influence d'une température qui s'élève d'autant plus que le liquide est en moindre quantité.

Aussi la fièvre intermittente est-elle plus fréquente en été qu'en hiver. Dans la saison froide, elle ne cesse pas entièrement de se développer, parce que la fermentation, une fois commencée en été, se continue en hiver, bien qu'avec une moindre intensité.

C'est pourquoi nous disions, avec quelque raison, qu'en été, les miasmes pathogéniques de la fièvre sont apportés à Constantine par tous les vents ; en hiver, ils viennent plus particulièrement de la vallée du Bou-Merzoug.

Il n'est pas sans intérêt de connaître dans quel rapport se trouvent les fièvres avec les autres maladies à Constantine, et le degré de mortalité qu'elles entraînent.

Les fièvres qui entrent dans nos calculs, n'appartiennent pas exclusivement à la ville ; elles viennent pour la plupart des campagnes qui forment la banlieue de Constantine. Nos renseignements émanent particulièrement de l'hôpital civil.

La fièvre, en moyenne, fait mourir de cinq à six pour cent de ceux qui en sont atteints. Tantôt la mortalité descend à trois pour cent ; tantôt elle s'élève jusqu'à dix, suivant le plus ou le moins de gravité de la maladie. Nos calculs portent sur une période de quinze années.

Depuis quinze ans, le nombre relatif des fièvres a diminué sensiblement. Il était de 55 pour cent il y a dix ans ; il n'est plus que de 40 pour cent aujourd'hui. Ce fait prouverait que le pays s'assainit à mesure qu'il est plus cultivé. C'est une espérance pour la colonisation. Mais jusqu'où peut aller cet assainissement ? Il pourrait devenir complet, si l'insalubrité du pays dépendait uniquement de l'existence de nombreux marécages, parce qu'il suffirait de les dessécher pour anéantir le principe de la fièvre ; mais, si l'endémie tient plus spécialement à une cause climatérique, il faut se résigner à la subir pour toujours.

On a remarqué que les années fécondes en céréales sont aussi celles où les fiévreux abondent. Ce sont les années chaudes et pluvieuses. Lorsqu'on voit les aloës porter haut et nombreuses leurs hampes en girandoles, on peut dire, avec les Arabes, qu'ils arborent le drapeau de l'épidémie. Les années sèches et chaudes sont les moins fiévreuses.

C'est ici le lieu de dire quelques mots de la loi d'antagonisme pathologique énoncée par M. Boudin, touchant la phthisie. Nous avons voulu nous former une opinion sur cette question si controversée. Ayant en main les documents nécessaires pour établir une statistique concluante, nous avons calculé la proportion des phthisiques dans le nombre des morts, et le rapport de ceux-là avec les fiévreux et les autres maladies. Nous sommes arrivé aux résultats suivants, en opérant sur quinze années.

Il n'y a que 6 phthisiques sur 100 morts à Constantine. Ils sont dans les proportions suivantes avec les fièvres et les autres maladies :

| | |
|---|---|
| Maladies autres que la fièvre.... | 5,679 |
| Fiévreux ..................... | 4,285 |
| Phthisiques.................... | 36 |
| Tetal.......... | 10,000 |

L'antagonisme est manifeste.

Nos calculs n'ont pas porté que sur une seule classe d'individus, comme ceux de la plupart des médecins militaires qui ont agité la question ; ils résultent de documents puisés dans les hôpitaux civils et militaires, dans la ville et sa banlieue.

Quant à l'antagonisme qui peut exister entre la fièvre typhoïde et la fièvre intermittente, la statistique de Constantine la confirme également.

A Constantine, et particulièrement dans sa banlieue, les fièvres intermittentes sont très-communes, et la fièvre typhoïde s'y montre rarement. C'est tout le contraire de ce qui a été avancé par les partisans de l'antagonisme : et cependant notre assertion n'est pas contradictoire à leur opinion. La dissidence repose sur plusieurs faits mal observés. Il faut avoir exercé dans la pratique civile pour savoir qu'à Constantine même, les fièvres sont très-communes. A la campagne, leur présence est trop patente pour être contestée. Quant à la fièvre typhoïde, nous croyons que c'est par une erreur de diagnostic que l'on a prétendu qu'elle y est très-fréquente.

Lorsqu'on exerce en Algérie, on remarque que la fièvre se transforme à mesure que l'on approche de la saison froide à la saison chaude, et à mesure que cette dernière avance vers sa fin.

En hiver et au printemps, la fièvre affecte invariablement le type tierce ; en été, aux mois de juillet et d'août, elle devient quotidienne ; à mesure que le type se modifie, les stades s'effacent également. Le frisson disparaît d'abord ; reste la chaleur et la sueur. Bientôt la sueur n'a plus lieu, et les accès ne sont plus marqués que par la chaleur. La fièvre est alors rémittente. Bientôt ces accès de chaleur cessent de se caractériser, et la fièvre est continue.

Ainsi que nous l'avons vu en 1860 et 1866, dans les années sèches, la fièvre intermittente devient très-rare, et se trouve presque entièrement remplacée par la fièvre continue.

Il a toujours répugné aux pathologistes d'admettre qu'une maladie paludéenne puisse exister sans intermittence. C'est pour ne pas se départir de ce principe, qu'ils ont adopté la fièvre pseudo-continue, c'est-à-dire, la fièvre continue avec des exacerbations qui constituent la périodicité indispensable. Mais, lorsqu'on a exercé en Algérie, et qu'on a suivi pas à pas la transformation des fièvres et la disparition successive de leurs caractères périodiques ; lorsqu'on les a vues se rapprocher de plus en plus de la forme continue, on admet facilement qu'elles arrivent enfin à revêtir nettement cette dernière forme. C'est cette fièvre continue endémique que l'on a prise pour la fièvre typhoïde, non par ignorance, mais par système.

La fièvre continue endémique de Constantine n'est

pas autre chose que le typhus abortif de Lebert. Elle se caractérise de la manière suivante :

La maladie s'annonce par un malaise général, une fatigue extrême, des douleurs vagues et contusives aux membres et aux lombes, une anorexie complète.

L'invasion a lieu par un frisson intense suivi d'une forte chaleur. Il y a céphalalgie, tintements d'oreilles, vertiges ; le pouls bat avec fréquence. La soif est vive, la langue blanche sans être muqueuse, la bouche pâteuse, quelquefois amère. Il y a de l'oppression, parfois de la sensibilité à l'épigastre. La diarrhée ou la constipation existent rarement. Les selles sont peu abondantes, naturelles et sans coliques, les urines rouges et sédimenteuses. La langue se dessèche, rougit à la pointe et sur les bords, mais ne se couvre pas d'enduit muqueux, non plus que les dents. On n'observe aucun des symptômes éruptifs, ni des symptômes abdominaux de la fièvre typhoïde. La maladie va croissant pendant la première semaine ; reste stationnaire pendant la seconde, et décroît pendant la troisième, à la fin de laquelle elle se termine généralement. Il n'est pas rare de la voir se prolonger un mois et plus, quand le malade n'est pas bien gouverné. Elle se termine toujours par la guérison. Cette affection pourrait être considérée comme un embarras gastrique avec fièvre, s'il n'y avait pas de symptômes cérébraux.

En raison de sa ressemblance avec l'embarras gastrique, on la traite au début par les vomitifs et les purgatifs ; mais elle n'est pas, comme ce dernier, favorablement modifiée par cette médication. Le calomel à petites doses réussit beaucoup mieux.

Telle est la maladie que l'on a prise pour la fièvre typhoïde à forme bénigne, et qui est très-commune à Constantine.

La fièvre typhoïde y est, au contraire, fort rare : elle est remplacée dans le pays par le typhus, qui s'en distingue par la moindre gravité des symptômes abdominaux, la prédominence des symptômes cérébraux et le développement constant et plus général de l'éruption lenticulaire.

Depuis seize ans que nous habitons Constantine, le choléra a fait de nombreuses apparitions dans le pays. En 1849, il a atteint quelques centaines d'Arabes dans les quartiers bas de la ville ; mais, chose extraordinaire, il n'a fait que trois victimes parmi les Européens. Depuis, sa présence n'a été signalée que par quelques cas, dont le public n'a pas même eu connaissance. Dans le courant de cette année, il a sévi dans plusieurs contrées voisines, mais la ville en a été préservée. Notons à ce sujet que Constantine est entièrement supportée par un rocher calcaire.

Les affections rhumatismales sont très-fréquentes à Constantine. Elles font ordinairement leur invasion en automne, quand les fonctions de la peau se ralentissent, au retour du froid humide ; aussi, ce genre de maladie fournit-il de nombreux clients à l'établissement d'Hammam-Mescoutine, dans la saison des bains. Ces eaux thermales trouvent ici leur application la plus rationnelle. Les sudations répétées, la révulsion opérée à la peau par la chaleur, sont d'un bon effet dans les rhumatismes, et peuvent procurer de nombreuses guérisons. Mais ces eaux dépourvues de principes minéralisateurs capables de modifier l'état dynamique de l'économie, ne peuvent agir que par la température. On pourrait donc les remplacer par des appareils sudorifiques à air chaud ou par les bains maures ; mais, dans l'établissement des eaux thermales, on suit mieux le traitement qui a été prescrit, qu'on ne le ferait à son domicile, parce qu'étant détaché de toute espèce de préoccupations, on n'a rien de mieux à faire que de se traiter régulièrement.

C'est surtout chez les Arabes que les rhumatismes sont le plus communs et causent les plus graves désordres. Cette maladie détermine très-fréquemment des ankyloses, des atrophies musculaires, des déformations des membres. Cela se conçoit, car les Arabes pauvres couchent le plus souvent par terre sur des nattes ; pendant le jour, ils ont les membres inférieurs toujours nus et exposés aux vicissitudes de l'atmosphère : aussi il y a chez eux beaucoup d'infirmes et de culs-de-jatte, par suite de cette affection.

On trouve fréquemment à Constantine, une maladie peu connue en Europe, le molluscum contagieux. Cette affection qui siége dans les glandes sébacées, n'a pas la gravité qu'on lui suppose. Souvent elle guérit spontanément après quelques semaines de durée. Les préparations mercurielles en lotions ou en frictions, la font facilement disparaître. Tout nous porte à croire qu'elle est bien réellement contagieuse.

On rencontre aussi assez souvent le vitiligo, soit chez les nègres, soit chez les blancs.

Mais de toutes les maladies qui atteignent les indigènes, la syphilis est la plus répandue. Elle est fort souvent héréditaire, parce que le mercure n'étant pas employé dans le traitement suivi par les Arabes, elle guérit rarement et passe de génération en génération. Cette affection, à l'état constitutionnel, se manifeste le plus souvent par des syphilides impétigineuses, qui couvrent de larges surfaces. La syphilis chez les Arabes n'est pas le critérium d'une vie débauchée et licencieuse : au contraire. Il n'y a que les honnêtes femmes chez qui la syphilis apparaît extérieurement ; les autres étant syphilisées de longue date sont radicalement guéries.

## DU VACCIN.

La variole fait de fréquentes invasions à Constantine, dans la population indigène. On la trouve rarement chez les Européens, lesquels se font de la vaccine un sûr rempart contre l'épidémie. C'est à peine si quelques cas de variole viennent, de temps à autre, tenir en éveil les habitants du quartier français. La gravité propre de cette maladie, son caractère épidémique, son imminence incessante, l'aspect des ravages qu'elle produit chez les Arabes, attachent un vif intérêt au principe préservateur qu'on lui oppose. Cet intérêt s'accroît encore de l'importance des résultats et de l'évidence des bienfaits qu'il procure. A tous ces titres, il excite au plus haut degré la sollicitude des hommes chargés de veiller sur la santé publique. Dès les premiers temps de la conquête, les médecins se sont efforcés de propager la pratique des vaccinations dans la colonie nouvelle. Mais, abandonnés à leurs propres forces, ils étaient réduits presque à l'impuissance. Leurs efforts isolés, sans lien, sans unité, sans appui, sans direction, n'ont produit que des résultats partiels, peu en rapport avec les exigences de la santé publique.

Cependant, l'apparition fréquente de l'épidémie sur plusieurs points du pays conquis, l'effrayante mortalité qu'elle causait, rendait urgente l'adoption de mesures sanitaires propres à combattre le fléau. Une organisation complète du service de la vaccination publique fut résolue, et, le 20 juin 1848, parut un arrêté qui instituait ce service sur les bases adoptées et réalisées avec le plus grand succès dans la métropole.

Le premier comité de vaccine qui fut institué à cette époque à Constantine, se composait d'hommes qui, par leur influence et leur autorité, pouvaient activer les progrès du service vaccinal. Tous animés d'un zèle ardent pour l'accomplissement de cette œuvre humanitaire, travaillaient énergiquement à la propagation de la vaccine. L'entreprise était neuve, et les espérances brillantes, car les obstacles n'avaient pas surgi. Il y eut un concert parfait, d'efforts, de projets, de travaux, qui porta ses fruits. Chacun, suivant la nature de ses attributions, contribuait à la propagation de la vaccine, par tous les moyens en son pouvoir.

Dès les premiers temps de son institution, le comité de vaccine fit les plus grands efforts pour amener les indigènes à accueillir les bienfaits de la vaccine. Sur sa demande, on eut recours à l'intervention des fonctionnaires des diverses nationalités et aux ministres des divers cultes, pour décider les parents à faire vacciner leurs enfants. Les vaccinations ont été publiées et affichées dans les quartiers arabes ; elles ont été annoncées et recommandées par les prêtres dans les mosquées et les synagogues ; les indigènes ont été informés que les enfants qui ne seraient pas munis d'un certificat de vaccine seraient exclus des écoles.

Les résultats de ces mesures ont varié suivant les circonstances. Chez les Européens, la vaccine a pris un développement auquel le bon sens de la population a eu la plus grande part. L'opinion favorable accordée à la vaccine sur sa réputation d'outre-mer, la confiance qu'elle s'est acquise par les heureux résultats affirmés et constatés dans les fréquentes épidémies qui ont eu lieu depuis la conquête, lui ont valu un accueil empressé. Elle a dû progresser malgré les nombreux obstacles qui s'y opposaient, obstacles que nous avons signalés dans les nombreux rapports présentés au comité de vaccine, et que nous mentionnons plus loin.

Parmi les indigènes, les Israélites furent les premiers adeptes de la propagande vaccinale. Chez eux, aucun préjugé, aucune résistance systématique ; point de cet esprit de rancune qui rend impossible entre les Arabes et nous, la fusion des mœurs, des intérêts et des individus. Les Israélites, promptement édifiés sur l'utilité de la vaccine par la confiance que les Européens lui accordaient, et par les heureux résultats dont ils étaient témoins, se sont tous empressés de la propager et d'en préconiser les bienfaits. Chaque année, le nombre des vaccinations a augmenté, et aujourd'hui les Israélites sont aussi zélés partisans de cette œuvre de préservation, que les Européens eux-mêmes.

Chez les Musulmans, la propagation de la vaccine n'a pas eu le même succès. Toutes les fois qu'une influence puissante est venue surmonter l'éloignement qu'ils professent pour tout ce qui vient du peuple vainqueur, ils ont laissé vacciner leurs enfants. Avec l'appui du Bureau arabe, il nous est arrivé d'en vacciner 1,400 en quelques jours. Mais dès que la pression a cessé d'être exercée, ils ont résisté passivement à toute sollicitation, et ont complètement abandonné la pratique de la vaccination. La présence de l'épidémie variolique, en exaltant leurs sentiments de famille, en éveillant leur sollicitude pour la vie de leurs enfants, en a décidé quelques-uns parfois à recourir à la vaccine, mais la plupart sont restés impassibles en présence des désastres qui les atteignaient, et dès que l'épidémie a cessé, les plus empressés sont rentrés dans leur indifférence ou plutôt dans leur résistance primitive.

En présence de tels faits, on se demande ce qu'il y aurait à faire pour surmonter cette résistance. Deux moyens se présentent : 1° leur imposer d'autorité l'obligation de se faire vacciner, ou renoncer à toute espèce d'excitation à leur égard. Ce premier moyen serait parfaitement légitime : l'autorité française qui travaille activement à l'extinction de la variole chez ses nationaux, serait parfaitement en droit de prendre des mesures pour que les Arabes ne fussent pas pour le pays, un foyer incessant de conservation et de propagation de cette affreuse maladie. Mais le gouvernement ne veut employer à l'égard des Arabes que des moyens de persuasion, et repousse toute espèce de mesure qui ferait violence à leur libre arbitre en fait de vaccination.

Le comité de vaccine reconnaissant qu'il est de la nature de l'homme de résister toutes les fois qu'on veut le contraindre ; que les incitations adressées aux Arabes, leur paraissent dirigées par un esprit d'autorité qui les éloigne, a pensé qu'il est chez eux un sentiment ou plutôt un instinct dont on peut tirer parti, c'est celui des moutons de Panurge. Il suffira que l'on mette fin aux sollicitations actives dont ils sont l'objet chaque année, pour éteindre la répulsion dont ils sont animés. Quand cette répulsion aura cessé, l'imitation fera le reste. Nous aurons plus à compter sur l'éloquence des résultats et la contagion de l'exemple, que sur nos moyens de persuasion. Il sera néanmoins nécessaire de les informer par des affiches que les bienfaits de la vaccination leur son offerts.

Il y a à Constantine, comme partout ailleurs, de nombreux obstacles à la propagation de la vaccine.

Dans la population européenne il est une pierre d'achoppement contre laquelle se brisent tous les efforts, toutes les volontés : c'est le préjugé qui porte les parents des enfants vaccinés à refuser de fournir du vaccin pour de nouvelles inoculations, sous le prétexte qu'un enfant abandonne avec le virus qu'on lui prend, quelque chose de ses forces et de sa santé. Dirai-je toutes les difficultés et les dégoûts dont la pratique des vaccinations est suivie : l'impossibilité où se trouve le vaccinateur de conserver la filiation du vaccin, et de perpétuer la vaccination de bras à bras. Montrerai-je le praticien forcé de courir la ville à la recherche des enfants qu'il a vaccinés ; de négocier avec les parents la faveur de reprendre un peu du virus conservateur qu'il leur a donné. Le dévoûment du vaccinateur public peut-être eût succombé au découragement, si M. le maire de Constantine n'eût bien voulu alléger ses tribulations, en mettant à sa disposition un des chaouchs de la mairie pour le seconder dans la chasse aux vaccinés.

En France, on a pensé qu'il n'y avait en pareille circonstance que deux choses qui puissent offrir un antagonisme sûr et efficace à cette tendance si funeste à la propagation de la vaccine : l'intérêt et le besoin. Aussi, à Paris, accorde-t-on une prime de 3 francs à toute personne indigente qui ramène au vaccinateur un enfant vacciné huit jours auparavant. En Algérie, cette ressource nous manque ; pensant que cette mesure pourrait aplanir les difficultés qui arrêtent le vaccinateur, nous avons autrefois demandé à l'administration de l'adopter. L'administration n'a pas cru qu'elle aurait la même efficacité qu'en France, et a repoussé notre proposition. Peut-être a-t-elle eu raison, car à Constantine il n'y a pas de véritables indigents. La main-d'œuvre y étant à un prix très-élevé, quiconque veut travailler y acquiert de l'aisance. Conséquemment, une faible prime aurait peu d'attrait pour les parents des enfants vaccinés.

Il est enfin une dernière circonstance qui offre à la propagation de la vaccine un obstacle des plus graves, et qui mérite toute la sollicitude des hommes de l'art et de l'administration : c'est la facilité avec laquelle, sous le climat de l'Algérie, le vaccin destiné à être conservé et à être transporté au loin, perd ses qualités virulentes.

Au printemps, la population répond toujours avec empressement à l'appel du vaccinateur. Les vaccinations se font de bras à bras, se suivent avec régularité, les vaccinés abondent, le vaccin réussit bien et le virus ne fait jamais défaut. Le conservateur saisit cette occasion pour pourvoir les vaccinateurs publics de la province, et faire sa provision de vaccin; mais, dès que la première saison vaccinale est expirée, les vaccinations sont interrompues et la filiation du vaccin se perd, faute d'enfants à vacciner. Le conservateur est réduit alors à pourvoir aux besoins qui se présentent au moyen d'échantillons conservés provenant de la saison expirée. Il s'efforce bien de renouveler sa provision en vaccinant en toutes saisons les enfants admis à l'hôpital, et par des vaccinations intercurrentes pratiquées dans la ville, mais les opérations ne se faisant plus d'une manèire suivie, finissent par ne pouvoir plus être continuées. Tous les ans, après la saison chaude, nous sommes obligé de recourir à la source du vaccin et d'en faire venir d'Alger et de Paris. En été, la direction d'Alger n'est pas mieux pourvue que nous, et nous fait parvenir du vaccin conservé et conséquemment altéré. Celui de Paris même, bien que récent, ne nous arrive pas en bon état. Force est bien alors de suspendre nos vaccinations. Lorsqu'il s'agit de les reprendre, on ne saurait imaginer combien de difficultés se présentent. En 1857, nous avons perdu toute la saison d'automne en correspondances, en tentatives avortées. Heureusement, cette dernière saison n'est jamais productive en fait de vaccinations ; on croit généralement que le froid exerce une influence fâcheuse sur les résultats de la vaccination. Cette opinion, pour n'être pas complètement vraie, ne laisse pas que d'avoir quelque fondement. Il est bien certain que les températures extrêmes modifient la marche de la vaccine, soit en l'activant, soit en la ralentissant. Mais le plus ou moins de rapidité avec laquelle la maladie parcourt ses périodes, n'est pas pour cela une cause d'insuccès. Quoiqu'il en soit, cette circonstance est, pour la population, une cause de défiance et d'éloignement.

Il n'y a donc réellement qu'une saison vaccinale à Constantine, c'est celle qui est la plus favorable à la conservation du vaccin, à cause de la température, et qui offre, en même temps, le plus de facilités pour la propagation de ce préservatif. On s'étonnerait de la difficulté qu'on éprouve à conserver le vaccin, si l'on ne savait que la température propre au climat, ne fait que rendre la décomposition du virus plus facile, mais que ce liquide s'altère spontanément en toutes circonstances, par la seule raison qu'il est de nature animale. Les matières animales ne se conservant que par des moyens artificiels, il est à regretter qu'on n'ait pas trouvé jusqu'à ce jour, de moyen réellement efficace d'empêcher le vaccin de se décomposer aussi rapidement. La découverte d'un tel procédé serait un immense service rendu à la propagation de la vaccine; nous avons vainement essayé dans ce but l'emploi du sucre, de la glycérine, du sel marin mélangé avec le vaccin.

Plusieurs procédés de conservation du vaccin sont mis en usage. Tantôt on l'enferme à l'état liquide dans un tube capillaire dont on clot les extrémités en les chauffant à la flamme d'une bougie ; tantôt on l'interpose entre deux lames de verre que l'on scelle tout autour avec de la cire à cacheter. D'autrefois on imprègne un tissu, une substance végétale quelconque, sur laquelle il se dessèche. Pour la mettre en usage, il n'y a plus dans ce cas, qu'à l'humecter avec un peu d'eau. Un dernier moyen de conservation réside dans la croûte qui se détache de la pustule vaccinale après sa cicatrisation.

La préférence à donner à l'un ou à l'autre de ces procédés, n'a pas encore été sanctionnée par l'expérience. Les uns préfèrent le virus en tube, les autres, celui en plaques; d'autres, enfin, ont plus de confiance dans le vaccin desséché ou dans les croûtes. Ce n'est qu'avec le temps et de nombreuses observations, qu'il sera possible de trancher la question. Comme il importe que chaque praticien apporte sur ce sujet le contingent de lumières que son expérience lui a fournies, je dirai l'opinion que je me suis formée, dans ma longue pratique des vaccinations.

J'ai cru reconnaître que le virus conservé à l'état liquide est celui qui garde le plus longtemps ses propriétés. Ici l'expérience est en désaccord avec le raisonnement. En général, une substance animale à l'état humide, est dans les conditions les plus défavorables à sa conservation. A l'état sec, au contraire, elle s'altère moins facilement. Il n'en est pas ainsi pour le vaccin, il se conserve mieux à l'état humide qu'à l'état sec. Conséquemment le tube de verre est un excellent récipient; il est d'ailleurs très-facile à clore. Pour préserver le virus du contact de l'air, les plaques sont également un bon moyen, si l'on a soin de les rassembler pendant qu'elles sont encore humides, et d'empêcher leur dessiccation en les entourant de cire à cacheter. Elles sont plus difficiles à clore que les tubes. La feuille d'étain employée dans ce but est insuffisante ; elle n'empêche pas l'air de pénétrer ni le virus de se dessécher.

Le tissu imprégné de vaccin est un moyen défectueux, parce que le virus s'y dessèche rapidement et s'altère par le fait de la dessiccation et l'action de l'air. La croûte, s'il est vrai qu'elle contienne le principe contagieux en assez grande quantité pour l'inoculer sûrement, est un moyen qui se recommande par la facilité avec laquelle il peut être transporté sans altération possible. Ce procédé a été récemment recommandé par plusieurs praticiens. Autrefois, le directeur de la vaccination publique la proposa à l'attention et à l'examen des vaccinateurs en Algérie. J'en ai fait moi-même quelques essais dont les résultats ont été souvent heureux. Cette circonstance m'a porté à rechercher le moyen de tirer de la croûte le meilleur parti possible. Je pense avoir imaginé une manière d'en user qui permet d'espérer tout le succès désirable. Ordinairement pour se servir de la croûte, on la dépose sur un corps dur, on l'humecte d'une gouttelette d'eau, puis avec la lancette on l'écrase en la broyant. Le vaccin se dissout dans le liquide et peut être inoculé. Pour broyer la croûte, la lancette est un mauvais moyen, elle ne le fait que d'une manière incomplète, et tout le virus n'est pas entièrement dégagé de la matière dure de la croûte. Voici ce que nous proposons en vue d'un meilleur résultat.

On prend une plaque de verre carrée, de quatre centimètres de côté. On la dépolit sur une de ses faces en la frottant sur une pierre unie recouverte de grès mouillé. On prépare, en outre, une petite tige ou baguette d'étain, de cinq à six centimètres de longueur, environ. Les baguettes d'étain qu'on trouve chez les quincaillers sont très-propres à cet usage. Une des extrémités de la tige étant coupée perpendiculairement présente une petite surface plane. A l'aide d'un couteau et en frappant doucement avec le tranchant sur cette surface, en sens divers, on y produit des saillies et des aspérités toutes semblables à celles d'une lime. C'est là tout l'appareil ; voici son usage : on place une croûte sur la plaque ; après l'avoir humectée d'un peu d'eau, on pose sur elle l'extrémité rugueuse de la tige d'étain, les petites pointes des aspérités y pénètrent et s'y accrochent. Si on donne à la tige le mouvement d'une molette qui broie, elle entraîne la croûte avec elle. Dans son frottement sur la lame dépolie, celle-ci se réduit en une pulpe liquide, excessivement ténue, dans laquelle le virus se trouve complètement délayé. Il n'y a plus qu'à prendre cette substance avec la lancette pour en pratiquer des vaccinations ; nous soumettons ce petit procédé à l'appréciation des vaccinateurs.

Le mode d'inoculation qui peut être suivi dans la pratique des vaccinations, n'est pas une chose indifférente pour le succès de l'opération ; les états des vaccinateurs publics nous ont offert quelques observations que nous nous faisons un devoir de consigner dans ce travail, parce qu'elles portent quelque lumière sur ce point capital de l'opération vaccinale.

M. le docteur Raymond recommande aux vaccinateurs un procédé qu'il a pratiqué avec beaucoup de succès, et qui consiste à faire pénétrer le virus sous la peau, au moyen d'une aiguille fine, dite aiguille à insecte. Il explique le succès de l'opération par ce fait que l'extrémité de l'aiguille est garnie de petites stries qui permettent au vaccin de pénétrer avec la pointe de l'instrument. Nous croyons que ce n'est pas seulement dans l'existence de ces stries qu'il faut chercher la cause qui favorise la réussite du vaccin, dans les vaccinations faites avec l'aiguille, mais aussi dans ce fait que l'acupuncture ne détermine aucune effusion de sang, et que tout le vaccin introduit sous la peau est absorbé.

M. le docteur Vital déclare n'avoir connu aucun insuccès dans sa vaccination de 1852, parce qu'il vaccine par scarification. On conçoit que ce procédé donne, en effet, des résultats aussi assurés que possible ; les scarifications offrant une large surface absorbante, baignée d'une grande quantité de virus, il est presque impossible que l'inoculation n'ait pas lieu. Cette méthode a l'inconvénient de laisser de longues cicatrices qui peuvent répugner aux mères, surtout à l'égard des jeunes filles.

Nous avons trouvé pour notre compte que les procédés généralement suivis laissaient quelque chose à désirer. La lancette à saigner n'introduit pas toujours assez de virus pour que l'inoculation ait lieu sûrement ; les lèvres de la plaie repoussent le vaccin sur les faces polies de l'instrument.

La lancette à vaccin ordinaire, grâce à la rainure dont elle est pourvue, procure un meilleur résultat, en faisant parvenir sous la peau une plus grande quantité de virus. Mais le sang qui s'écoule de la petite plaie entraîne une partie du vaccin, et souvent les opérations ne réussissent pas. Nous croyons avoir paré à cet inconvénient par une modification légère apportée à l'instrument : cela consiste simplement à laisser à la lancette cannelée une pointe très-aiguë ; mais à émousser ses deux tranchants, de telle sorte qu'elle ne pénètre dans la peau qu'en la déchirant et non pas en la tranchant. On comprend que les piqûres fournissent moins de sang que les incisions. En agissant ainsi, le résultat nous a paru plus assuré.

A en juger par l'affluence de la population aux séances de la vaccination publique, et par l'empressement que mettent les familles à faire vacciner leurs enfants, on ne saurait douter de la faveur dont jouit la vaccine à Constantine. Le fantôme de la variole, toujours debout et menaçant, drapé dans un bernous arabe, nous fait peur, et chacun s'empresse de chercher un refuge dans le bienheureux agent préservateur, qui ne fait guère défaut quand on en sait tirer parti. Aussi n'avons-nous jamais rencontré à Constantine un détracteur de la vaccine, encore moins un homme assez égoïste pour exposer sa famille au fléau hideux de la variole.

Nous voudrions démontrer par des chiffres que la vaccine est généralement acceptée par la population européenne, mais cette statistique est impossible à établir. Le conservateur du vaccin, en qualité de vaccinateur public, donne chaque année à l'administration un état des individus vaccinés ; les autres vaccinateurs publics en fournissent également ; mais ces états ne comprennent qu'une partie des opérations pratiquées. Tous les médecins non vaccinateurs publics font des vaccinations, et personne n'en connaît la quantité. Les sages-femmes, elles-mêmes, s'évertuent à en faire le plus possible dans l'intérêt de leur clientèle, et le nombre n'en est pas connu. Il est donc impossible de supputer approximativement le nombre total qui se fait chaque année. Nous croyons savoir qu'il approche beaucoup de celui des naissances, s'il n'est pas équivalent. C'est dire que la propagation de la vaccine est arrivée à son apogée, et que la population entière est convertie à l'emploi de ce préservatif.

A Constantine, les revaccinations sont regardées par nous, comme le complément indispensable des vaccinations. Nous les réitérons sur le même sujet, jusqu'à ce que nous soyons assuré que l'inoculation n'amène plus de résultats. Nous agissons ainsi, non pas pour rajeunir une vaccine vieillie, qui aurait perdu avec le temps sa vertu préservatrice. Les effets du vaccin ne sont jamais atténués par le temps. Nous n'admettons pas qu'il soit nécessaire de vacciner au bout d'un certain nombre d'années, sous prétexte que dans cette période de temps, les effets du vaccin se sont épuisés, mais nous pensons que la vaccine ne préserve réellement de la variole, qu'autant que l'économie en a été saturée. Nous savons qu'une inoculation ne suffit pas toujours ; qu'une seconde, même, peut être insuffisante ; nous les recommencerons donc jusqu'à ce qu'il nous soit prouvé que le virus reste sans action. La préservation est alors assurée, autant qu'il peut y avoir quelque chose d'absolu dans la nature.

---

## DE LA PROSTITUTION.

Tout ce qui intéresse l'hygiène et la santé publique étant de notre sujet, nous avons à envisager la prostitution à ce point de vue.

Si l'on ne peut pas affirmer que la syphilis soit issue de la débauche, il est bien certain que celle-ci la propage avec une effrayante rapidité et la perpétue indéfiniment.

Pour couper court à la contagion, le meilleur moyen, sans doute, serait l'extinction de la prostitution. Pourquoi ne l'a-t-on pas tentée jusqu'à ce jour? Plus d'une fois, depuis 93, les assemblées législatives ont été saisies de projets de loi ayant pour but de sauvegarder la morale publique. Elles pouvaient frapper le vice d'une répression rigoureuse, et formuler contre lui une législation inflexible. Elles n'ont pas même osé discuter une semblable question. C'est que de tout temps la prostitution a été considérée par les hommes d'Etat et par les administrateurs comme un mal nécessaire.

En effet, la débauche chez la femme répond au même écart chez l'homme. Là est le côté nécessaire. Partout où il y a beaucoup de célibataires, il y a beaucoup de femmes *comme il en faut*. Les garnisons, les ports de mer sont naturellement les lieux où elles se trouvent en plus grande quantité. Nous ne ferons pas ressortir combien de délits graves seraient commis par tous ces hommes exaltés par la continence, si la prostitution n'existait pas. C'est désormais une vérité banale : pour que la débauche ne porte pas le trouble dans les familles, n'enlève pas la fille à son père, l'épouse à son mari, il est nécessaire qu'elle se place sur un terrain neutre.

Dans une colonie de nouvelle fondation, où la population est composée en majorité de célibataires, la prostitution a également sa raison d'être, qui la fait tolérer avec indulgence, sinon excuser.

Cet abus ne serait pas un mal nécessaire, que ce serait un mal incurable. La prostitution est de tous les temps et de tous les pays, parce que les instincts et les passions qui lui donnent naissance, inhérents à la nature humaine, existent chez tous les peuples. Ne pouvant songer à l'extirper de la société, on a pensé qu'il fallait au moins la diriger dans sa marche, la modérer dans son développement et en réprimer les excès.

Pour exercer sur elle une surveillance efficace, il était nécessaire d'en réunir les éléments, de les fixer sur des points déterminés, de les cantonner et de les soumettre à des règles sévères. On a donc toléré l'établissement des maisons de prostitution, à la condition que les femmes qui s'y rendraient, se soumettraient aux mesures de police qui leur seraient imposées. Parmi ces mesures, figure l'obligation de se rendre chaque semaine à une visite sanitaire exécutée par un médecin attaché à l'administration municipale. Cette mesure est rationnelle, mais elle ne peut être qu'un moyen d'atténuation et non d'extinction de la syphilis, parce qu'elle ne s'exerce pas sur la généralité des filles publiques.

Il y a deux sortes de filles publiques : les filles soumises qui exercent la prostitution ouverte, les filles insoumises qui exercent la prostitution clandestine. Les filles soumises sont celles qui, en vue d'exercer librement leur métier, se placent bénévolement sous la surveillance de la police ; se font inscrire au livre des filles publiques, et se soumettent à toutes les mesures d'ordre et de salubrité qui leur sont imposées. Elles font abnégation de leur liberté, sacrifient leur libre arbitre en toutes choses, se résignent à une dépendance absolue, pour jouir du privilége de placer leur commerce sous l'enseigne de la lanterne rouge.

Les filles insoumises sont celles qui, pour échapper à l'action de la police et aux visites sanitaires, dissimulent leurs désordres, exercent dans l'ombre et déguisent leur trafic sous les apparences d'une position légitime, sinon parfaitement régulière. Elles sont libres de leurs actions, vont et viennent à leur gré ;

la voie publique leur est ouverte en tout temps; mais leur commerce est contraint et limité par le mystère qui leur est imposé.

Chacune de ces conditions a ses avantages et ses inconvénients. Nous croyons cependant que celle qui l'emporte par ses franchises, c'est la prostitution secrète. Aussi réunit-elle un grand nombre de sujets. C'est ce qui explique comment le développement de la maladie ne peut être annihilé par l'action du dispensaire, mais seulement atténué et ralenti.

Pour que les mesures sanitaires aient un résultat aussi avantageux que possible, il est nécessaire que la police, par les moyens dont elle dispose, s'évertue à diminuer le nombre des filles insoumises, en augmentant d'autant celui des filles soumises.

Dans ce but, elle observe la conduite des femmes sans position, sans travail, à toilettes excentriques, à tournure affectée, que l'on rencontre sans cesse vaguant dans les rues, la tête haute, l'air évaporé et le regard provoquant. Elle ne tarde pas à acquérir la preuve qu'elles vivent de la prostitution, elle les note comme filles publiques. Il ne s'agit plus ensuite que de les réduire et de les amener à soumission. Assujetties désormais à une étroite surveillance, obsédées en toute occasion, menacées pour le plus léger motif, sous prétexte du scandale qu'elles causent; mises à l'index du voisinage par les démarches dont elles sont l'objet, elles n'ont plus de repos ni de sécurité. Sans cesse sous la crainte des mesures de rigueur qui planent sur leurs têtes, elles sont troublées dans leurs manœuvres et ne peuvent plus vaguer en liberté. Leurs ressources diminuent; la gêne, la misère les atteint; elles n'ont bientôt plus de refuge que dans la prostitution ouverte : elles se soumettent à la police.

Cette manière de procéder est parfaitement légitime: il est bien certain que les filles clandestines causent du scandale. Si la police ne peut s'appuyer sur la loi pour les atteindre, elle a le droit de contenir et de réprimer leurs désordres, par une intervention basée sur les moyens dont elle dispose.

Quant à celles que l'on surprend en flagrant délit de provocation à la débauche, et portant atteinte à la morale par leurs propos et leurs gestes, c'est tout autre chose. Dans ce cas, la police est fondée à user hardiment de rigueur à leur égard. Armée par la loi qui punit les outrages publics aux bonnes mœurs, elle fait arrêter les délinquantes, et, les tenant sous la menace de la peine de police correctionnelle qu'elles encourent, les inscrit d'office sur le livre des filles publiques, et les contraint de se soumettre aux mesures qui leur sont prescrites.

Il est une classe de filles insoumises contre lesquelles la police est tout-à-fait impuissante : ce sont les filles dites à parties ou à abonnement. Voici l'artifice auquel elles ont recours, pour exercer impunément la prostitution clandestine. Elles se font passer pour des filles entretenues qui, pour être des femmes de mauvaises mœurs, ne sont pas pour cela des prostituées. Dans ce but, elles se font patroner par un souteneur bien posé, qui, par cet acte de dévoûment, acquiert le titre d'amant. Mais comme cet homme a rarement assez d'aisance pour subvenir aux énormes dépenses de la fille, il autorise tacitement sa prétendue maîtresse à se faire un supplément de budget par un supplément de contribuables ; par ce moyen, elle se place en dehors des atteintes de la police. Au nombre de ces filles, il faut placer les débitantes, qui, au moyen de légères avances, s'établissent dans une petite boutique, où elles font commerce de leur personne à l'ombre d'un comptoir de marchande de tabac ou de liqueurs. Elles prouvent ainsi qu'elles ont des moyens d'existence, et l'impunité leur est acquise. Ceci s'applique aux Européennes.

Quant aux Mauresques qui trouvent le moyen d'échapper à la police, ce sont ordinairement celles qui se distinguent par leur beauté. Jeunes et jolies, elles peuvent offrir de brillants avantages à celui qui voudra bien leur servir de chaperon. Elles se font réclamer sous prétexte de mariage, et si l'autorité demande des garanties, elles se font réellement épouser par un débauché, dont elles achètent ce genre de protection : une femme en puissance de mari ne peut rester sous la surveillance de la police.

Les Juives exercent la prostitution à l'abri d'une profession quelconque, qui témoigne qu'elles ont des moyens d'existence. Elles sont laitières, blanchisseuses, domestiques, etc. A Constantine, on ne trouve que trois filles juives dans les maisons de tolérance. Cela tient à ce que la population israélite a conservé un grand respect pour la morale publique : dès qu'une fille se livre à la prostitution ouverte, les parents mettent en jeu toutes les influences dont ils disposent, pour la retirer des maisons de tolérance ; s'ils réussissent rarement à la remettre dans la bonne voie, ils jettent au moins un manteau sur ses vices. Cette manière d'agir honore sans doute le peuple juif, par le sentiment de moralité qui l'inspire, mais il a l'inconvénient de sauvegarder la morale aux dépens de la santé publique.

Nous avons exposé les mesures que l'on peut employer avec succès contre les filles insoumises, tout en restant dans les bornes de la légalité. On ne saurait recourir à des moyens plus rigoureux, sans tomber dans l'arbitraire. L'arbitraire pourrait amener des résultats plus décisifs, peut-être; mais il aurait l'inconvénient d'entraîner avec lui une grave responsabilité.

C'est une arme à deux tranchants qu'on ne peut pas toujours manier avec fermeté, parce qu'elle blesse parfois celui qui en fait usage. Quand il s'agit de l'honneur et de la liberté d'une femme, on ne saurait agir avec trop de circonscription. Il ne faut pas perdre de vue que les devoirs moraux de la femme, ne l'obligent que dans ce qu'elle doit à la société. Tant qu'elle ne cause ni scandale ni préjudice à personne, elle ne doit compte de ses vices qu'à sa conscience et à l'opinion. Autrement, il n'y aurait pas de liberté. Conséquemment, la recherche de la prostitution n'est admise qu'autant qu'il y a atteinte portée à la morale publique. Une femme libre de tout engagement, fait bon marché de sa vertu, elle est blâmable, sans doute, parce qu'elle commet une action que la morale repousse, mais elle n'est pas punissable, si la faute qu'elle commet, n'est pas une cause de scandale public.

Quelques personnes se croient suffisamment autorisées à considérer une femme comme justiciable de la police, dès qu'elles ont acquis la conviction qu'elle a communiqué une maladie à un homme, qui l'accuse et le dénonce. C'est une erreur : le fait de contracter une maladie syphilitique et de la transmettre de la même manière qu'on l'a reçue, ne constitue pas un délit; et s'il en surgit une présomption contre la moralité de la personne suspecte, cela ne peut être un motif suffisant pour porter atteinte à sa liberté.

Nous avons démontré que l'action de la police contre les filles clandestines, consiste principalement dans une pression intelligente et bien combinée, qui les oblige à se soumettre. Cette action n'a pas toute la portée qu'on pourrait en attendre, parce qu'elle est détruite par des mesures contraires, qu'une routine erronée a consacrées depuis longtemps, et dont je veux démontrer ici l'inconséquence.

On veut obliger une fille à se soumettre, et quand elle envisage la condition qui l'attend, celle-ci lui apparaît sous les couleurs les plus sombres, sous l'aspect le plus hideux. Pour sauver la morale publique, on veut qu'elle se précipite dans un gouffre : c'est exiger d'elle trop d'abnégation. Aussi lorsqu'elle arrive sur le bord du précipice, elle recule avec horreur et s'enfuit. En peut-il être autrement? La nécessité de réglementer la prostitution, fait de la fille publique une îlote. Déshonorée, marquée du sceau de l'infamie, elle est séparée de la société comme un membre gangrené ; régie par des mesures exceptionnelles et arbitraires, comme une esclave, que n'a-t-elle pas à craindre, que n'a-t-elle pas à souffrir? Peines disciplinaires pour la plus légère faute, surveillance incessante de la police, détention perpétuelle dans le lieu infect qu'on appelle la maison de tolérance, et dont le nom sonne aussi mal que celui de prison. Privée de sa liberté, privée d'air et de lumière, derrière les barreaux de cette porte qu'elle ne peut franchir, ne vit-elle pas dans un affreux cachot? Sa pensée se déprave et s'abrutit aux enseignements de la débauche et à l'ignoble émulation du vice. Contre le découragement, elle n'a pour consolation et pour refuge que l'ivrognerie, et son corps épuisé par les excès, s'éteint dans la souffrance et les infirmités.

On a vouln réglementer la prostitution, on en a fait une exploitation au profit de femmes que la loi condamne, que l'opinion flétrit, mais qu'on tolère parce qu'on les croit nécessaires. La fille publique est forcée de chercher un asile dans une maison de tolérance autorisée. A son entrée, on lui fait des avances d'argent pour sa toilette, et on lui ouvre un compte-courant pour ses dépenses de nourriture, de logement, de boissons, etc. Une fois liée par ces obligations, on la met en coupe réglée ; elle devient taillable à merci. Non-seulement on lui fait des fournitures à des prix exorbitants, mais on la force à dépenser ; il faut qu'elle boive, qu'elle excite ses compagnes à boire, qu'elle fasse boire les clients, les enivre et les pousse à de folles dépenses; autrement, elle est considérée comme une mauvaise pensionnaire. Elle s'acquitte envers la matrone par portions et à mesure que les ressources arrivent. La mégère met la main sur les profits, les empoche, règle le compte à son gré, et le solde toujours à son avantage.

Qu'importe que l'autorité ne reconnaisse pas les dettes des filles publiques : les avances qu'elles reçoivent sont des sacrifices faits pour engrener l'exploitation, comme un premier prêt sert à l'usurier pour enlacer l'emprunteur dans des obligations dont il ne sort que ruiné.

Est-il donc besoin de réduire la fille publique à une si triste condition? Toutes ces riguenrs ont sans doute pour effet salutaire de montrer aux femmes le déshonneur entouré de déceptions et d'amertume; de leur inspirer de l'horreur pour un état de dégradation aussi abject, et de porter celles qui s'y trouvent plongées, à chercher une condition meilleure dans une vie plus régulière ; mais elles ont aussi le grave inconvénient d'éloigner celles qui seraient tentées de se rendre à merci. C'est peu rationnel. Lorsque vous avez pris toutes les mesures nécessaires pour sauvegarder la morale publique, pourquoi déployer d'inutiles rigueurs?

C'est le contraire qu'il conviendrait de faire. Donnez à la fille publique de la liberté, de l'air, de la lumière. N'a-t-elle pas droit, comme tout être vivant, au développement régulier de son organisation physique, intellectuelle et morale. Rompez les chaînes qui l'attachent au rocher de Prométhée, et qu'elle cesse d'être la proie de ces vautours qu'on appelle les maîtresses de maisons. Si la fille publique, aux yeux des austères et impitoyables moralistes, ne mérite pas d'intérêt, seraitelle donc aussi la seule créature qui ne mérite pas de pitié. La morale ne veut pas seulement qu'on flétrisse le vice ; elle veut aussi qu'on soutienne celui qui fléchit ; qu'on relève celui qui tombe, et qu'on pratique l'indulgence et le pardon, ne fût-ce que par respect pour l'humanité.

En lisant ces lignes, quelque rigide puritain s'écriera peut-être avec indignation : « Mais vous soutenez le vice. En appelant l'indulgence sur lui, si ce n'est faire son apologie, c'est au moins lui trouver un côté excusable : c'est immoral. » A celui-ci je répondrai : j'honore la vertu, mais je hais la pruderie. Flétrissez le vice, rien de mieux, mais soyez humain, et dites avec moi : « Honni soit qui mal y pense. »

Le livre d'inscription des filles publiques renferme les noms de 60 Européennes et de 95 indigènes qui subissent chaque semaine une visite au dispensaire. Celles qui sont reconnues malades sont immédiatement retenues dans l'établissement et traitées jusqu'à guérison. Le nombre des malades gardées au dispensaire est extrêmement variable. Lorsqu'il y a des mouvements de troupes, des expéditions surtout, il se fait un développement considérable de maladies dans les régiments. A la rentrée des troupes, le foyer de la contagion se trouve déplacé : ce ne sont plus les filles qui infectent les soldats, ce sont les soldats qui infectent les filles. Les médecins militaires, mal édifiés, se plaignent de la manière dont le service du dispensaire s'exécute ; le médecin du dispensaire déplore que le service médical des régiments ne puisse pas se faire avec plus de continuité. Il résulte de ce conflit, que la plus grande sévérité est recommandée dans l'examen des filles publiques : alors le dispensaire regorge de malades. Ce qui permet d'augmenter ou de diminuer à volonté le nombre des filles qui sont dans le cas d'être retenues au dispensaire, c'est que la science n'a pas encore déterminé où finit la leucorrhée, où commence la blennorrhagie, et qu'il n'y a aucun signe qui différencie ces deux affections. Dès qu'une fille est atteinte d'un écoulement vaginal, le médecin, mis en demeure d'être sévère, la retient au dispensaire comme atteinte d'une maladie suspecte. Dans cet intervalle, les médecins militaires ont redoublé de vigilance, et ont envoyé à l'hôpital tous les hommes syphilitiques. En quelques semaines la contagion a diminué, et les plaintes ont cessé de se produire ; mais le dispensaire s'est rempli de malades qui n'ont point d'affections virulentes. Le médecin du dispensaire, jugeant qu'il est temps de faire cesser ces abus, resserre son diagnostic, et se renferme dans un cadre plus restreint, en dehors duquel il place tous les écoulements qui ne lui paraissent pas appartenir à la blennorrhagie.

Le fait le plus remarquable que nous ayons observé dans le traitement de la syphilis au dispensaire, c'est qu'elle est très-commune chez les femmes jeunes qui en sont à leur début dans le métier de la prostitution, et qu'on ne la rencontre que très-rarement chez les phrynés surannées. On dit dans le monde que celles-ci sont tannées ; cette expression pittoresque témoigne que le fait est connu et devenu vulgaire. Nous ne faisons ici que le confirmer.

Les indications que nous en tirons pour l'hygiène, c'est que les novices sont plus sujettes à caution que les anciennes, et que c'est surtout dans cette classe de femmes, parmi les insoumises, que siége le foyer de la contagion. C'est contre elles que doit principalement être dirigé l'action de la police.

Les vieilles filles guérissent beaucoup plus facilement que les jeunes.

Nous avons cherché la raison des faits que nous venons de signaler, et nous l'avons trouvée dans les considérations qui suivent, et qui justifient les assertions de M. Auzias-Turenne sur la syphilisation.

Les virus sont des composés morbides, ou substances organiques altérées, susceptibles de pénétrer dans l'économie, de s'y reproduire et d'y causer des phénomènes spéciaux, déterminés, qui constituent les maladies contagieuses.

L'économie animale cesse de donner matière au développement du virus, dès qu'elle en a été saturée.

La saturation peut avoir lieu d'emblée après la première invasion du virus et le développement de la maladie à laquelle elle a donné lieu : c'est ce qui a généralement lieu dans la variole.

Mais souvent la saturation ne se fait qu'après plusieurs atteintes successives ; il en est ainsi dans la syphilis.

La saturation peut se faire spontanément, par le fait de plusieurs inoculations fortuites ; elle peut aussi être obtenue au moyen d'inoculations volontaires.

Il en résulte que la syphilis, comme les autres maladies virulentes, guérit spontanément par suite d'invasions suffisamment répétées.

Elle guérit encore par le fait d'inoculations volontaires, successives, réitérées un nombre de fois suffisant.

Un traitement basé sur ce principe, serait imprudent, parce que des inoculations successives et rapprochées ont l'inconvénient de produire un grand nombre de chancres qui marchent simultanément, et qui donnent lieu à une sorte d'état confluent, bien plus grave que la maladie dans sa simplicité primitive.

Ce danger peut être évité, ainsi qu'il est démontré par les faits suivants :

Une maladie syphilitique, bien que traitée par les mercuriaux, jusqu'à ce que ses symptômes primitifs aient disparu, ne laisse pas que de contribuer à produire la saturation virulente. Ce qui prouve qu'une syphilis n'est pas guérie parce que ses manifestations ont disparu.

Il en résulte qu'un nombre suffisant de maladies syphilitiques contractées successivement et traitées par les mercuriaux, conduit sûrement et sans accident à une guérison complète, et, en outre, procure désormais une immunité absolue pour cette affection. Ces faits sont rendus irrécusables par ce qui se passe au dispensaire, sous nos yeux, depuis quinze ans : les filles qui exercent la prostitution depuis longues années, après avoir contracté un certain nombre de fois la syphilis, sont devenues tout à fait inaptes à la reprendre; tandis que les nouvelles sont fréquemment atteintes de la maladie; puis, à mesure que l'infection se répète, elles guérissent plus facilement, et finissent enfin par prendre leur place parmi les préservées.

En combinant le traitement mercuriel avec l'inoculation volontaire, on a une méthode rationnelle que nous signalons à l'attention des praticiens.

Un homme est atteint d'une syphilis, on le traite par les mercuriaux et par les moyens locaux ordinaires. Dès que le chancre est guéri, on inocule de nouveau et on continue le traitement mercuriel. On procède ainsi jusqu'à ce que l'inoculation ne puisse plus avoir lieu. Le malade est alors entièrement guéri, et préservé de toute contagion syphilitique ultérieure. Ce traitement s'appliquerait avec beaucoup d'avantage aux syphilis constitutionnelles, si difficiles à guérir. On remarque que les chancres provenant de l'inoculation, guérissent d'autant plus vite que la saturation est plus avancée, et le traitement mercuriel est proportionnellement abrégé.

---

## DES SUBSISTANCES A CONSTANTINE.

Nulle part on ne pourrait manger de meilleur pain qu'à Constantine, car le pays produit le blé le plus beau qu'on puisse désirer ; et, cependant, le pain qu'on y consomme est généralement défectueux et de qualité inférieure. Cela tient à ce que les Arabes conservent le blé dans des silos, et cette méthode entraîne toujours l'altération d'une grande partie du grain ; de sorte qu'il y a sur les marchés de fort beau blé que le commerce enlève incessamment pour l'exportation, et une grande quantité de blé plus ou moins altéré, qui reste pour être consommé sur place.

Le premier choix de ce dernier est employé dans la préparation du pain pour les Européens, et le plus mauvais est consommé par les Arabes, à cause de son bas prix. Ce qui préserve les Européens d'être traités sur le même pied que les Arabes, c'est que le pain préparé avec des farines par trop avariées, ne *lève pas* : circonstance qui n'échapperait pas au consommateur; mais l'Arabe prépare du pain non levé, et consomme le plus souvent sa farine sons forme de couscoussou. De cette manière, il méconnaît l'état de cette marchandise, et ne considère que son bas prix.

La viande qui se vend à Constantine acquiert tous les jours des qualités meilleures. Depuis longtemps, les éleveurs européens amènent sur le marché des animaux en fort bon état pour le commerce de la boucherie. Déjà, les Arabes ont compris le parti qu'ils pourraient tirer des bestiaux bien nourris, bien entretenus, et rendus propres à la consommation pour les Européens; mais, ils n'ont pas d'abris ni de provisions. En été, quand la chaleur a détruit la végétation et fané les pâturages, les animaux n'ont plus pour aliments que des plantes rares, desséchées, coriaces et privées de sucs nutritifs. Une pareille nourriture augmente encore la soif ardente que leur procure la chaleur tropicale qu'ils ont à supporter, et l'eau manque pour apaiser un besoin si impérieux. Souffrant de la faim, de la soif, de la chaleur; tourmentés par les insectes, les bestiaux s'amaigrissent. La viande qui en provient est molle, sans consistance, d'un jaune rosé; les faisceaux striés des muscles, réduits à un petit volume, ont perdu de leur élasticité, et le tissu lamineux qui se trouve relativement plus abondant, est dur, fibreux et résistant. Fort souvent, aussi, la viande devient granuleuse. A ce marasme succèdent bientôt les maladies : les poumons, le foie et les autres viscères sont atteints de désorganisations qui les rendent nuisibles à la santé. Les hydatides sont extrêmement communes : on les rencontre sur les intestins, sur le foie, sur le poumon. La cyrrhose est très-fréquente surtout chez les moutons; des granulations grises, très-dures existent aussi dans le foie.

Dès que l'automne arrive, le bétail trouve une subsistance suffisante dans la végétation nouvelle ; mais l'hiver vient à son tour, apportant avec lui de nouveaux dangers : la terre se couvre de neige et les pâturages ensevelis sous les frimas, font complètement défaut. Nouvelle pénurie, nouvelles souffrances. Parfois les bestiaux meurent par milliers, et ceux qui échappent à cette famine n'en sortent qu'amaigris et dégradés par la maladie. Le printemps vient réparer jusqu'à un certain point ces désastres, mais ces alternatives si fréquentes d'abondance et de misère, ne permettent pas aux animaux de rester dans un état de bien-être assez durable, pour qu'ils puissent prendre les qualités recherchées pour une vente avantageuse. Il suffit ordinairement d'une saison pour qu'ils récupèrent leur embonpoint; mais le tissu musculaire n'est jamais suffisamment réparé, et la viande, quoique pourvue d'une graisse abondante, est, néanmoins, de mauvaise qualité.

Cet alanguissement continuel des bestiaux, par le fait de privations répétées, a encore pour résultat de rendre les vaches mauvaises laitières. Elles offrent un phénomène assez remarquable : c'est que le lait ne s'obtient qu'à la condition que leur veau en aura provoqué la sécrétion par un commencement de succion. Il peut alors être tiré; mais il n'est jamais qu'en médiocre quantité. Cette circonstance fait que les Arabes sont obligés de garder leurs veaux au-delà du temps où ils ont les qualités du veau de lait ; alors le thymus a disparu, le mésentère s'est endurci ; de sorte que, chez les Arabes, les ris de veau sont rares, et les fraises de veau impossibles à manger. La chair musculaire, elle-même, est dure et semblable à celle du jeune bœuf.

Pour que les vaches fournissent beaucoup de lait, et l'abandonnent sans qu'on ait recours à la présence de leur veau, il faudrait qu'elles eussent une surabondance de nourriture, et qu'elles n'eussent point à souffrir de la température, des intempéries de l'air, de la fatigue, de la soif, et de tout ce qui peut être pour elles une cause de malaise. Les Arabes ne sauraient les placer dans de pareilles conditions. Les Européens seuls, pourvus des provisions nécessaires et de locaux pour la stabulation, pourront obtenir, avec le temps, une transformation de cette race d'animaux, de manière à obtenir une plus grande quantité de lait, par le seul fait de la traite et sans l'intermédiaire du veau.

Comme la présence du veau ne détermine la sécrétion du lait que par la succion qu'il exécute, nous avons pensé que si l'on avait un moyen mécanique d'exercer la succion, on pourrait éloigner le veau dès qu'il serait en état d'être vendu comme veau de lait. Nous avons imaginé, à cet effet, une sorte de téterelle en manière de pipe, dont le tuyau muni d'une soupape, permettait d'aspirer sans fatigue. Des essais faits sur un grand nombre de vaches, nous ont démontré que la succion opérée à l'aide de cet appareil, faisait en effet monter le lait. Nous avons publié naguère, le résultat de nos expériences et la description de notre appareil. Nous n'avons pas été compris et l'invention n'a pas eu de suite.

Les légumes sont abondants à Constantine. Aux environs de la ville existent de nombreux jardins, cultivés à l'envi par les Arabes, les Européens et surtout les Maltais, qui fournissent largement à la consommation du pays. Leurs produits sont, d'ailleurs, d'excellente qualité.

Les fruits ne font pas défaut non plus sur nos marchés. On y trouve abondamment tous ceux que l'on mange en Europe, plus ceux qui sont propres au climat : les oranges, les grenades, les figues, les figues de Barbarie, les dattes, les jujubes, les azeroles, les melons d'Espagne, les pastèques, etc. Philippeville et Bône contribuent aussi pour une grande part à l'approvisionnement du pays.

De Philippeville aussi, nous recevons tout le poisson de mer qui paraît sur le marché. En hiver il est d'excellente qualité, et dans un bon état de conservation; mais, en été, il laisse beaucoup à désirer, bien qu'il fasse le voyage dans une nuit. Sous un climat aussi chaud que le nôtre, il suffit de quelques heures pour corrompre le poisson ; aussi, voyons-nous très-souvent de formidables accidents survenir chez des personnes qui ont mangé de celui qui a subi un commencement de putréfaction.

Le vin que l'on boit à Constantine est généralement du vin de France : les crus du midi nous en expédient en grande quantité ; l'Espagne nous en fournit quelque peu. Celui que l'on consomme d'ordinaire n'est pas de trop mauvaise qualité, bien qu'il ait subi les manipulations généralement usitées chez les débitants. Heureusement, tous les vins du midi se prêtent à uu genre de sophistication, qui n'est pas trop préjudiciable au consommateur. Comme ils renferment naturellement beaucoup d'alcool et de matière colorante, ils supportent très-bien l'addition d'une certaine quantité d'eau, sans être trop affaiblis ni décolorés. C'est à peine s'il est nécessaire même, d'en rehausser le bouquet à l'aide d'un peu de cassis ou autre préparation analogue. C'est à cela que se bornent généralement les adultérations que subit le vin pour être débité. Dans ces conditions, il n'est pas nuisible à la santé; sachons gré à nos marchands de vin, de ne pas pousser plus loin l'esprit de spéculation.

Il y a déjà à Constantine des plantations de vignes assez considérables, et l'on y récolte du vin; mais il ne compte encore que pour une très-petite part dans la consommation du pays. Nos producteurs ne sont pas encore édifiés sur le système à suivre pour obtenir du vin d'aussi bonne qualité que possible. Les uns font venir des cépages des meilleurs crûs de l'Europe, croyant obtenir des vins de qualité analogue à ceux de la provenance, mais le climat déjoue leurs calculs : les plants dégénérés par l'effet d'une chaleur excessive, ne produisent que des raisins sucrés, très-bons pour être consommés sur table, mais très-mauvais pour faire du vin. D'autres s'attachent à suivre fidèlement les modes de fabrication qu'ils ont vu mettre en pratique dans leurs pays, se croyant bien certains de réussir. Ceux-là encore sont trompés dans leur attente, parce qu'ils n'ont pas réfléchi que les conditions sont changées : non-seulement les raisins sont de qualités différentes, mais la fermentation activée par la chaleur, marche d'une tout autre manière, et les résultats ne sont pas ceux sur lesquels on comptait. C'est pourquoi les vins de Constantine n'ont pas encore de caractère déterminé. On ne fera de bon vin dans ce pays, que quand des propriétaires instruits et intelligents, auront fait une étude approfondie des méthodes qui conviennent aux conditions climatériques dans lesquelles nous nous trouvons. Ils devront rechercher quel genre de raisin peut donner le meilleur vin; à quel degré de maturité il faut le cueillir, pour que le vin renferme assez de ferment, de tartre, de tannin, et qu'il ait la sapidité désirable; comment modérer la fermentation généralement trop rapide, etc., toutes choses indispensables à une complète réussite. Ces progrès viendront avec le temps.

Pour démontrer combien la fermentation du vin à Constantine a besoin d'être étudiée, nous citerons un fait assez fréquent, qui déroute singulièrement les producteurs de ce liquide. Il arrive souvent que le jus de raisin refuse de fermenter, et reste à l'état intermédiaire entre le moût et le vin. Dans cet état, il ne se conserve pas, et lorsqu'il tourne à l'aigre, on n'a pas même la ressource d'en faire du vinaigre, parce qu'il n'est pas assez alcoolique. Dans ce cas, le ferment a fait défaut. Pour éviter cet accident, il serait bon, peut-être, de couper le raisin avant la maturité complète. Le remède, quand le mal est arrivé, serait d'ajouter du ferment au jus de raisin pour achever la fermentation.

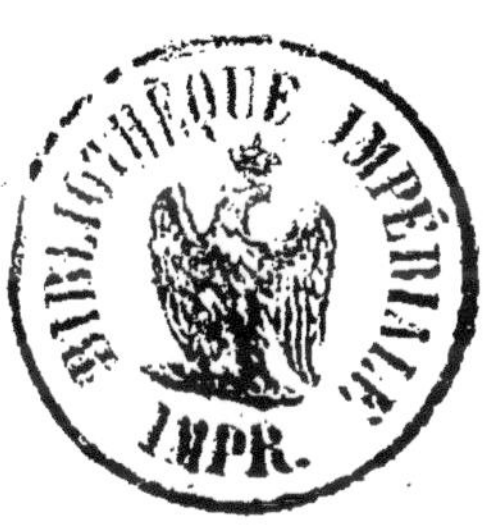


# ERRATA.

---

De la page 10 à la page 16, au lieu de *Rhumel*, lisez *Roumel*.
Page 22, ligne 23, au lieu de : *des roches*, lisez : *du rocher*.
Page 96, ligne 26, au lieu de : *le guy*, lisez : *le gui*.

CONSTANTINE. — TYPOGRAPHIE L. MARLE.

# Représentation graphique

du mouvement de la température moyenne mensuelle à Constanti[ne]

(Moyenne de 10 Années)

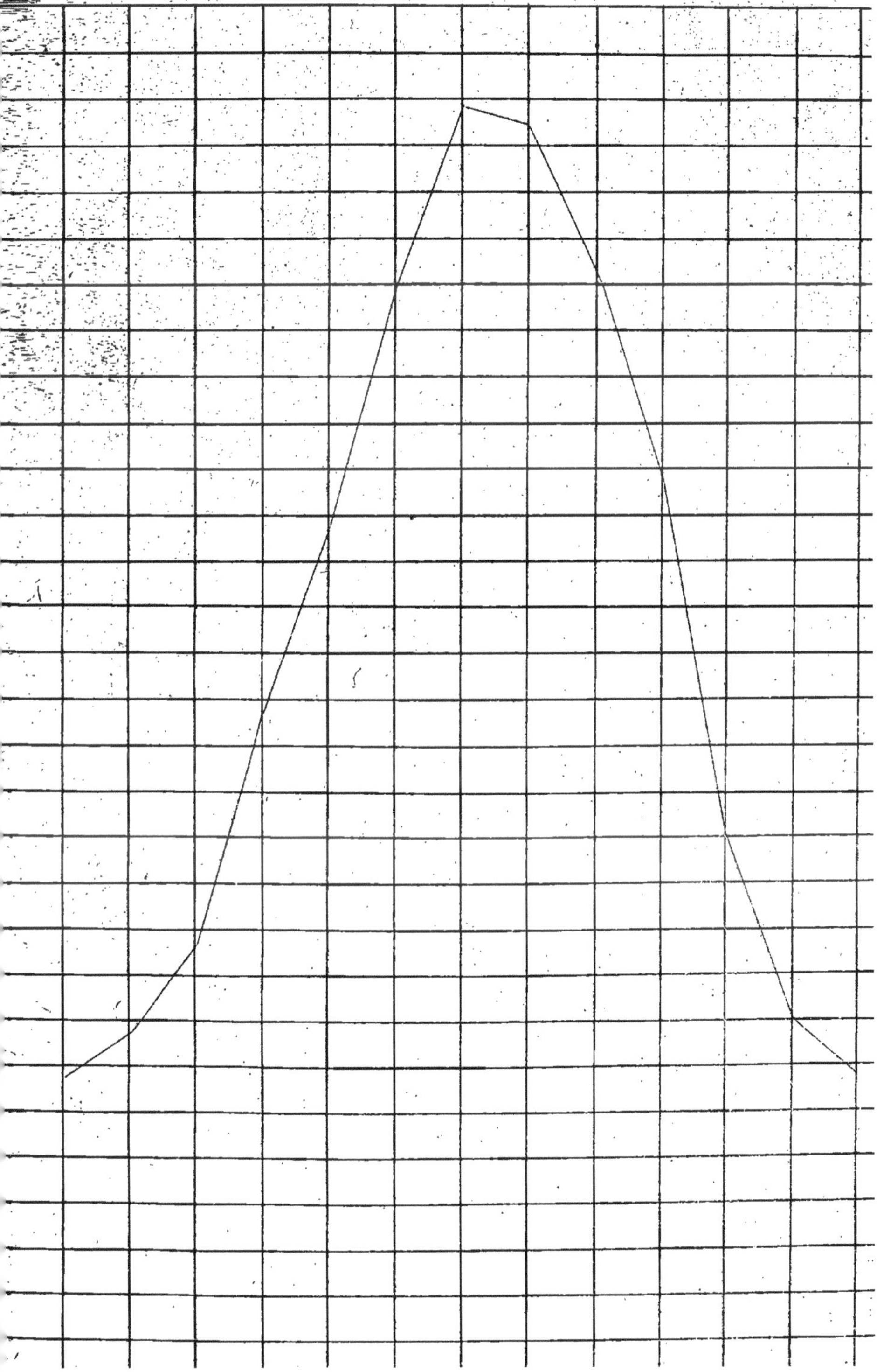

www.ingramcontent.com/pod-product-compliance
Ingram Content Group UK Ltd.
Pitfield, Milton Keynes, MK11 3LW, UK
UKHW021053200726
13857UKWH00003B/906

9 782011 77472